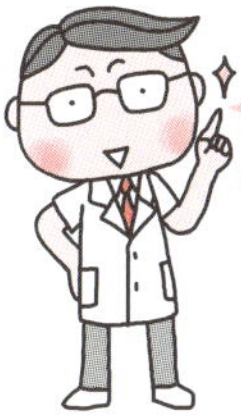

ママもパパも知っておきたい

よくわかるオチンチンの話

監修 岩室紳也

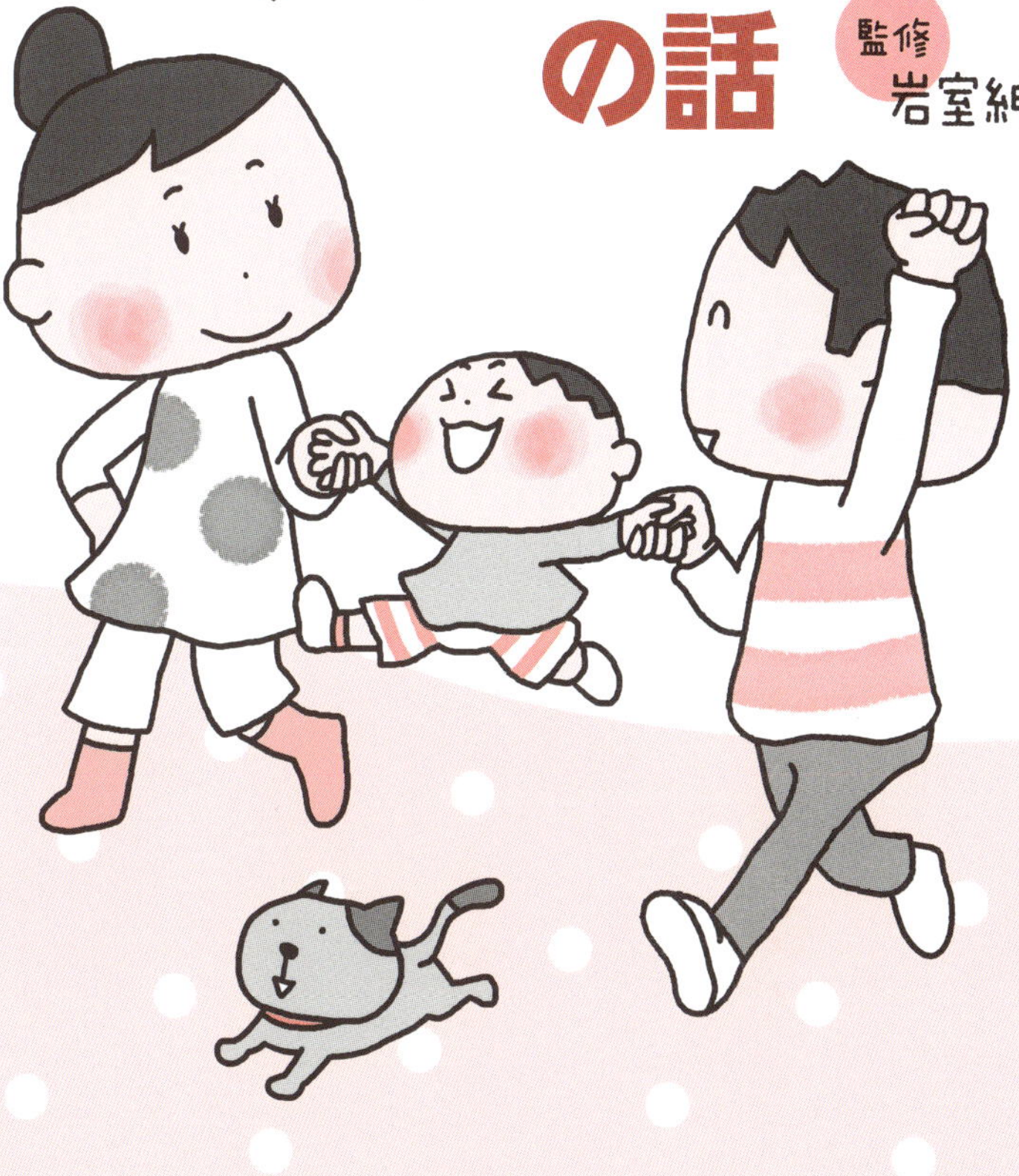

金の星社

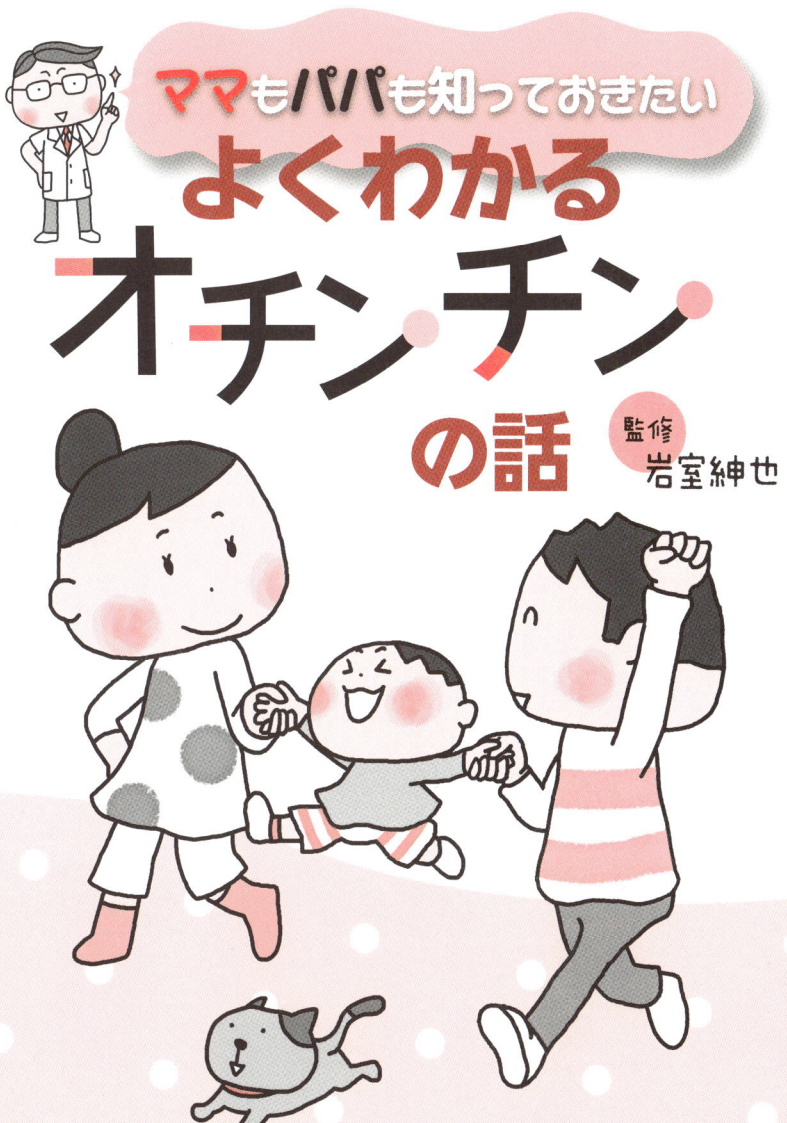

はじめに

オチンチンはなぜついているのか？　おしっこや性生活のためだけではなく、どうもいろんな人を悩ませるためのようです。

オチンチンを「むくべきか、むかざるべきか」。

答えは簡単です。不潔でいいのか、清潔がいいのか、というだけのことです。清潔にしたいのであれば、「むいて、洗って、またもどす」を続けなければなりません。

多くの父親たちは自分の経験から、「思春期になったら自然とむける」と言いますが、残念ながら、その「自然」がなくなってきました。銭湯に行かないから、隣のオヤジさんに「むいて洗えよ」と教えてもらえません。友だち同士で「こうやってむくんだぞ」と教え合うこともなくなりました。そのため、三十歳になっても、オチンチンの皮を一度もむいたことがない人がいる時代になってしまいました。お医者さんに相談しても、かかる医者で言うことがバラバラです。

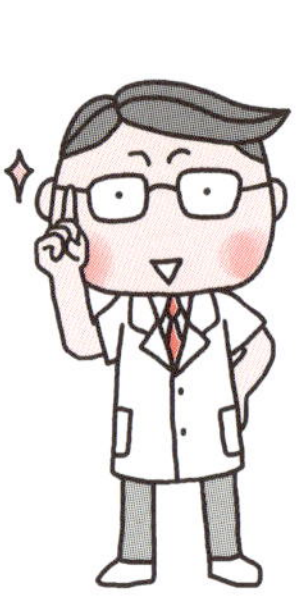

私も二十年以上前は包茎《ほうけい》の手術を積極的におこなっていました。しかし、「どんなにむけない包茎でも、皮膚《ひふ》が伸びれば手術はいらないし、亀頭包皮炎《きとうほうひえん》の予防になる」という単純な事実に気づかされ、これまで約七千人の子どもたちに「むきむき体操」を指導し、手術なしでむけるようにしてきました。実は、医者も親も手術をしたほうが楽なのです。「むきむき体操」のほうはいろいろ大変ですが、手術の必要はありません。

では、オチンチンを「いつからむくか」。

「思い立ったが吉日」といいますが、「今でしょ!」ではありません。この本をちゃんと読み、しっかり理解してからにしてください。

本書が男の子を育てる保護者の方の参考になるだけではなく、不要な手術を一つでも減らし、男育てに貢献することにつながれば幸いです。

岩室紳也

目次

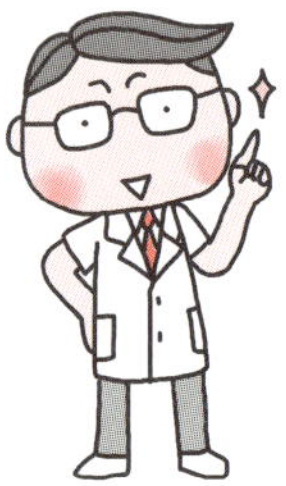

第2章 これで解決! オチンチンの悩みQ&A

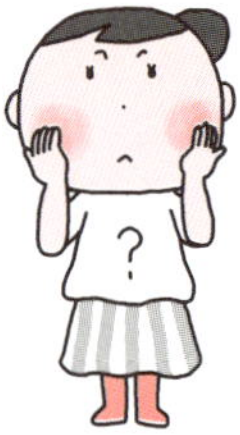

第3章 これで安心！ オチンチンとタマタマの病気・ケガ

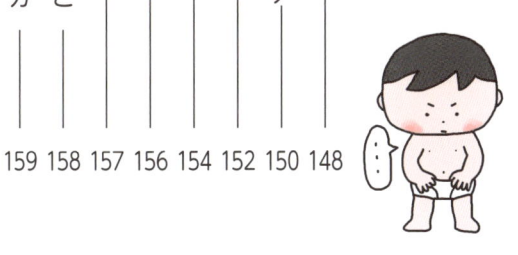

読者の皆様へ

この本で紹介する「むきむき体操」を始める前に、必ず全体をご一読ください。特に、第1章の説明は十分に理解したうえで始めてください。もし、お子さんの体に異変や心配なようすが見られたら、かかりつけの小児科《しょうにか》や泌尿器科《ひにょうきか》の医師に相談してください。

大きくなっちゃう病気？

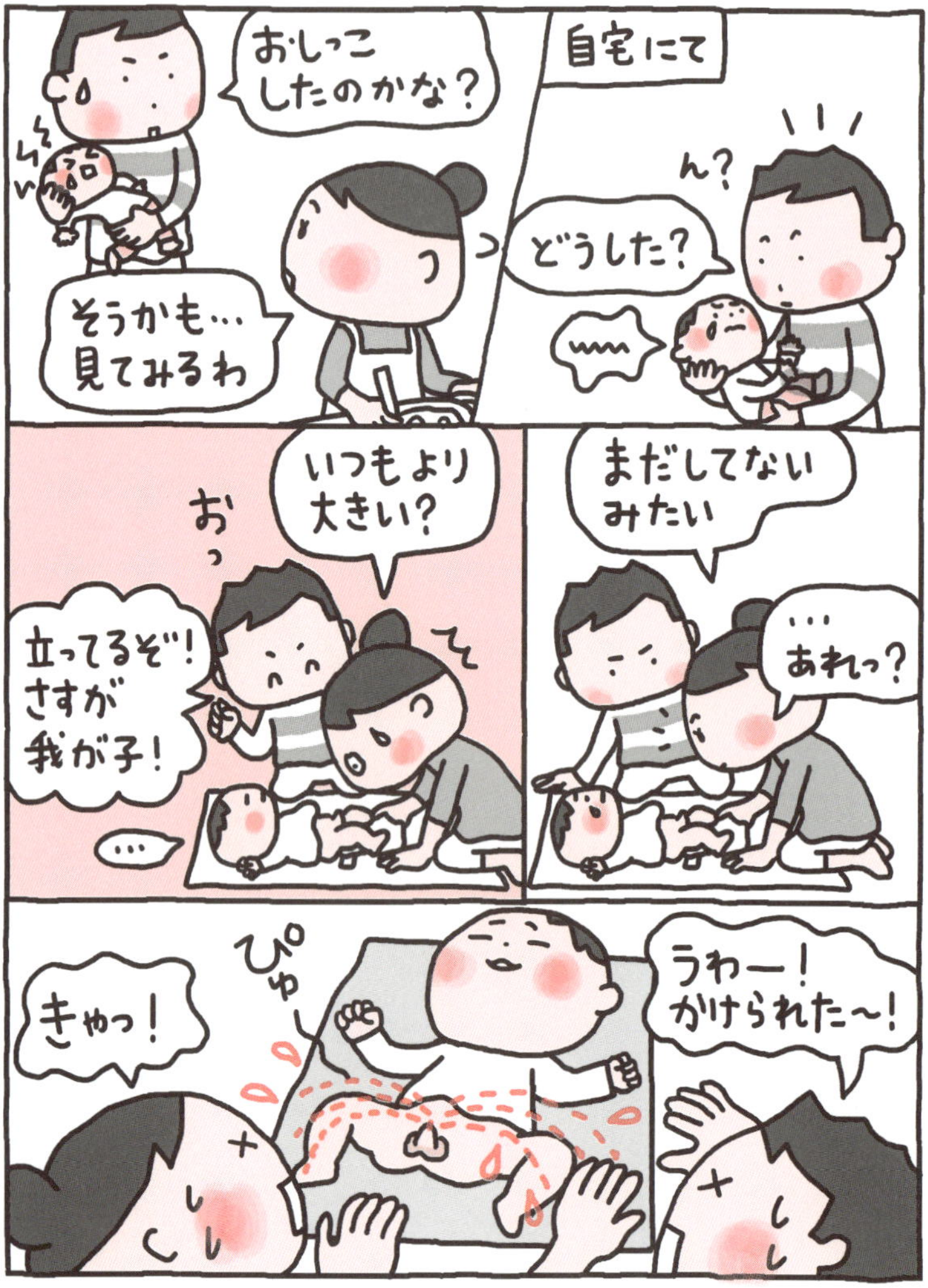
自宅にて
ん？
どうした？
おしっこしたのかな？
そうかも…見てみるわ
まだしてないみたい
…あれっ？
いつもより大きい？
おっ
立ってるぞ！さすが我が子！
…
うわー！かけられた～！
ぴゅ
きゃっ！

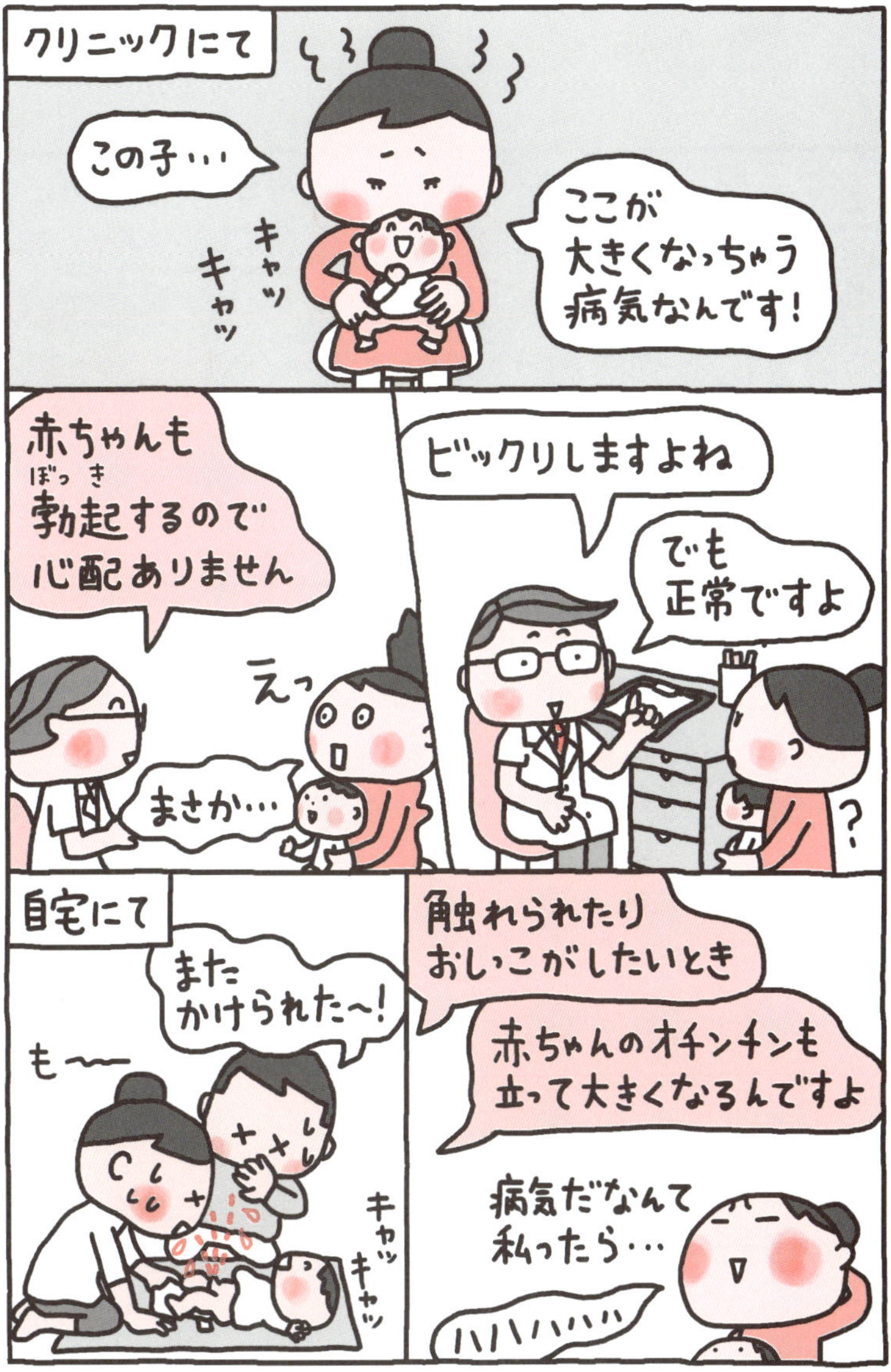
クリニックにて
この子・・・
キャッ
キャッ
ここが
大きくなっちゃう
病気なんです！
赤ちゃんも
勃《ぼっ》起《き》するので
心配ありません
えっ
まさか・・・
ビックリしますよね
でも
正常ですよ
？
自宅にて
また
かけられた〜！
も〜〜
キャッ
キャッ
触れられたり
おしっこがしたいとき
赤ちゃんのオチンチンも
立って大きくなるんですよ
病気だなんて
私ったら・・・
ハハハハハ

オチンチンが小さい？

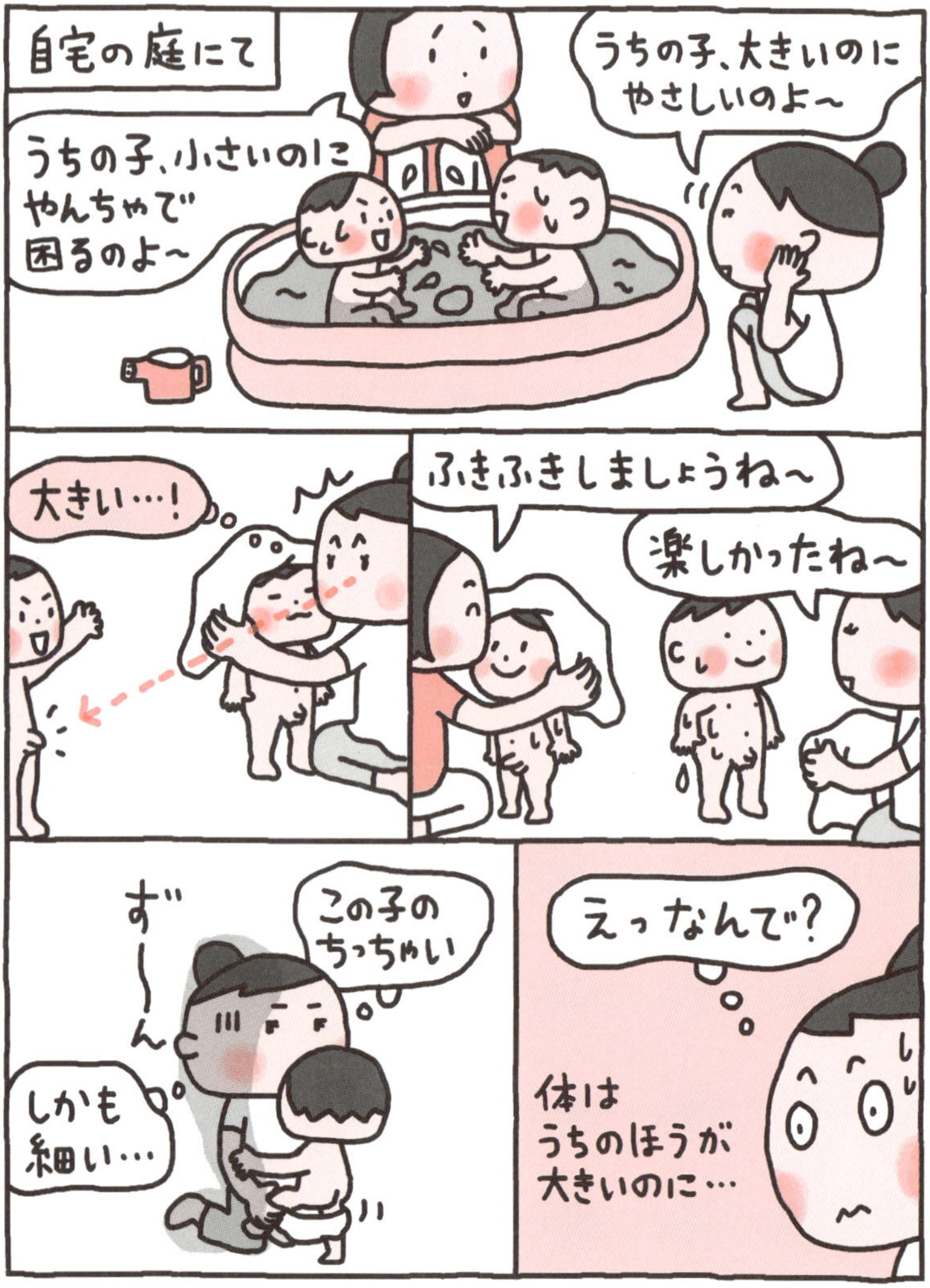
自宅の庭にて
うちの子、小さいのにやんちゃで困るのよ～
うちの子、大きいのにやさしいのよ～
大きい…！
ふきふきしましょうね～
楽しかったね～
ずーん
この子のちっちゃい
しかも細い…
えっなんで？
体はうちのほうが大きいのに…

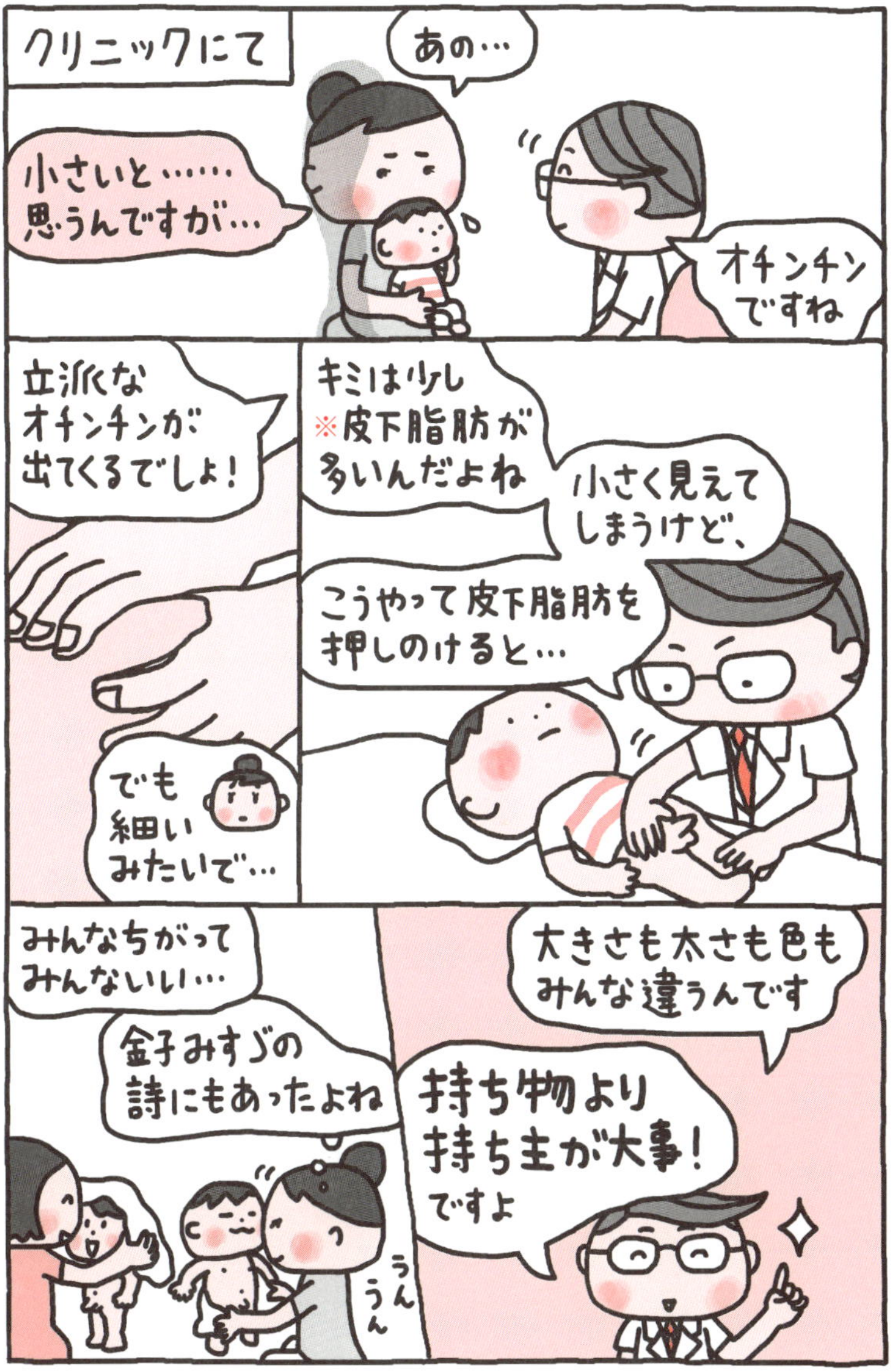
クリニックにて
あの…
オチンチンですね
小さいと……思うんですが…
キミは少し※皮下脂肪が多いんだよね
小さく見えてしまうけど、
こうやって皮下脂肪を押しのけると…
立派なオチンチンが出てくるでしょ!
でも細いみたいで…
大きさも太さも色もみんな違うんです
持ち物より持ち主が大事!ですよ
みんなちがってみんないい…
金子みすゞの詩にもあったよね
うんうん

※p.80〜81をご覧ください。

さわっちゃダメ！

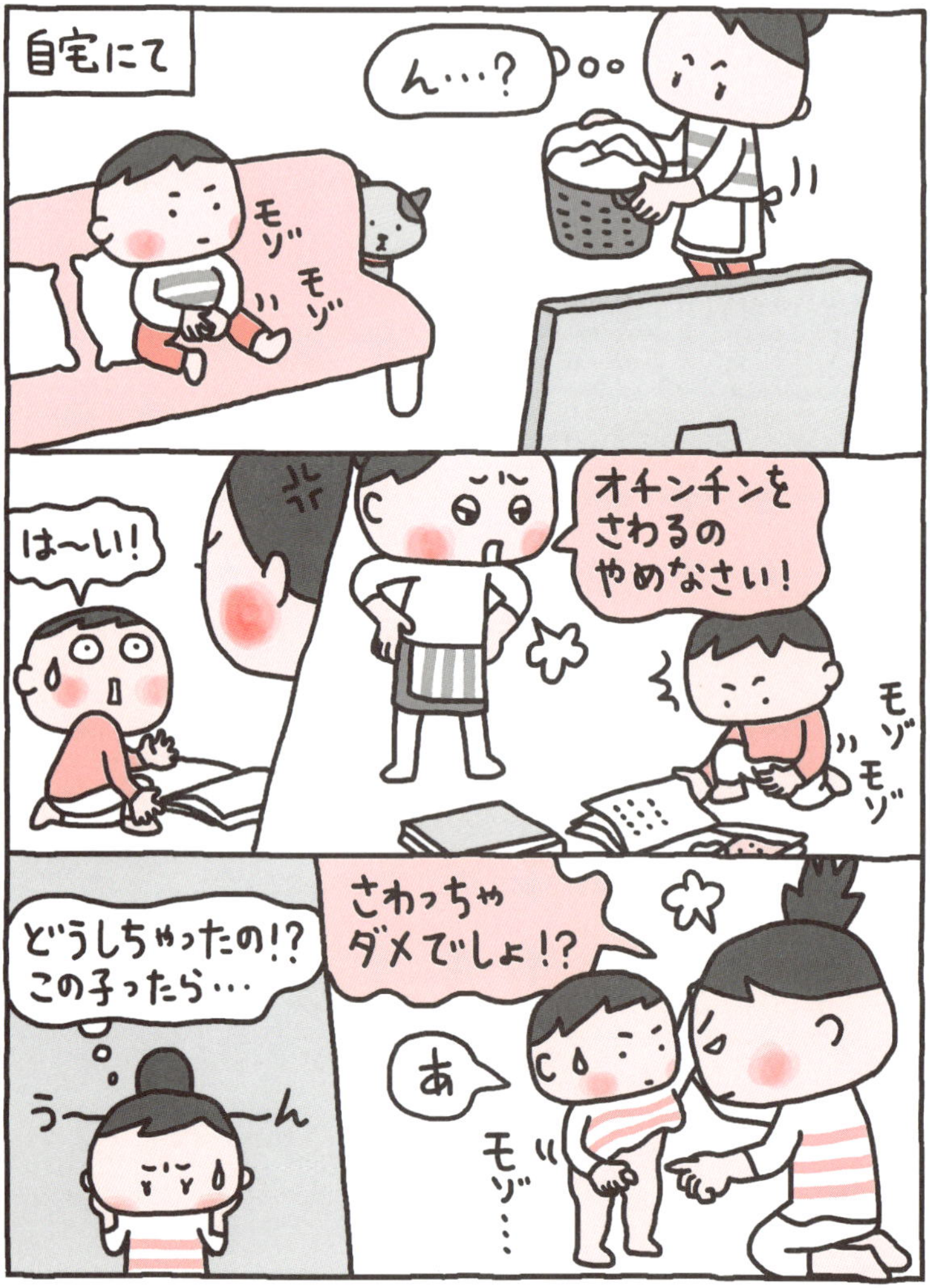
自宅にて
ん…？
モゾ
モゾ
オチンチンを
さわるの
やめなさい！
モゾ
モゾ
は〜い！
さわっちゃ
ダメでしょ！？
あ
モゾ…
どうしちゃったの！？
この子ったら…
う〜〜ん

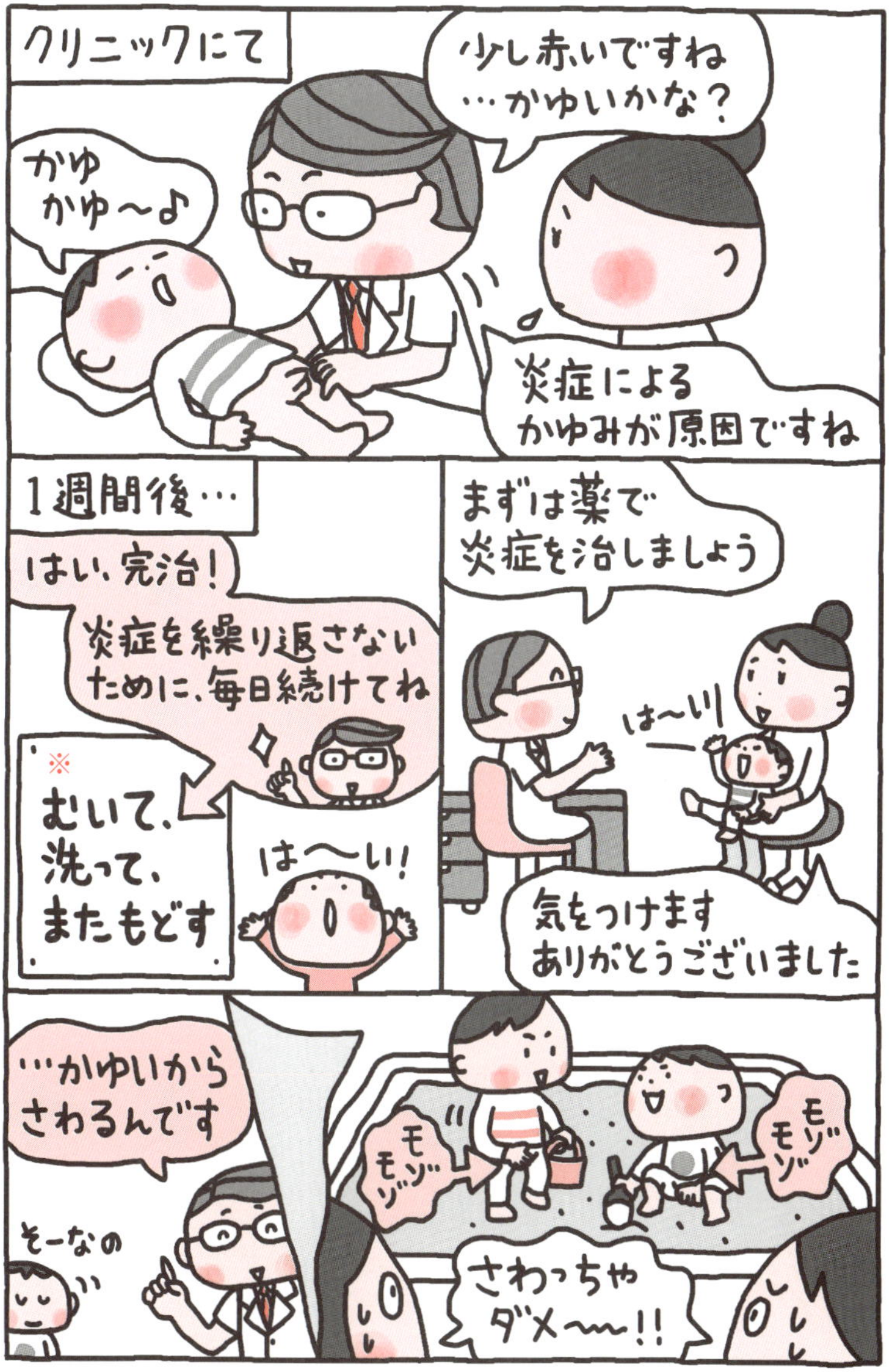
クリニックにて
少し赤いですね…かゆいかな？
かゆかゆ〜♪
炎症によるかゆみが原因ですね
まずは薬で炎症を治しましょう
気をつけます ありがとうございました
は〜い
1週間後…
はい、完治！
炎症を繰り返さないために、毎日続けてね
※
むいて、洗って、またもどす
は〜い！
…かゆいからさわるんです
そーなの
モゾモゾ
モゾモゾ
さわっちゃダメ〜!!

※p.44〜53とp.90をご覧ください。

オチンチンを手術して！

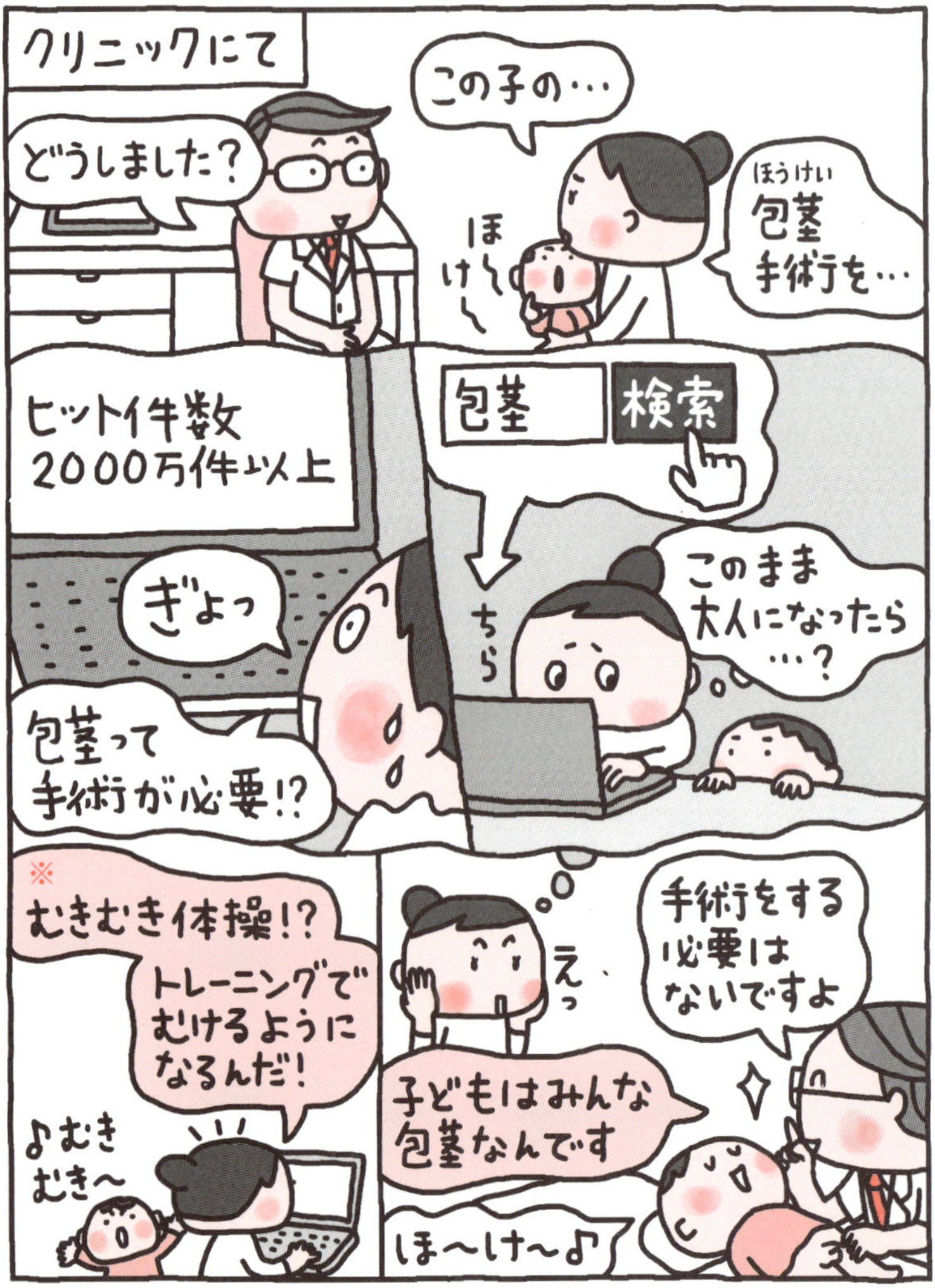
クリニックにて
どうしました？
この子の…
ほ〜け〜
包茎《ほうけい》手術を…
ヒット件数 2000万件以上
包茎 検索
ちら
このまま大人になったら…？
ぎょっ
包茎って手術が必要!?
※ むきむき体操!?
トレーニングでむけるようになるんだ！
♪むきむき〜
えっ
手術をする必要はないですよ
子どもはみんな包茎なんです
ほ〜け〜♪

※p.44〜53をご覧ください。

第1章

これで納得！

オチンチンの仕組み

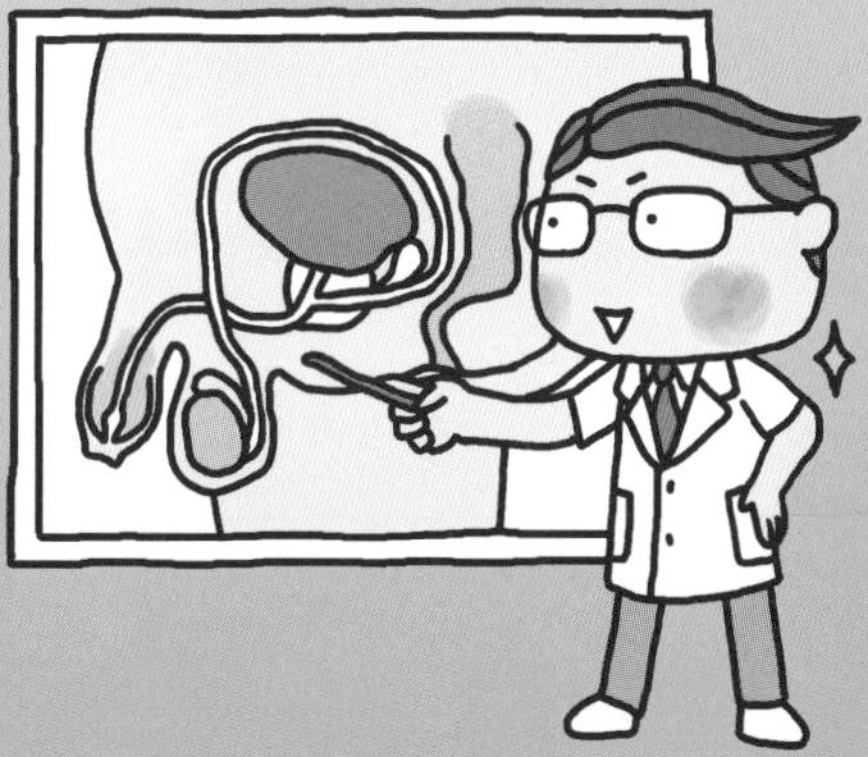

「むきむき体操」は、第1章の説明を十分に理解してから始めてください。

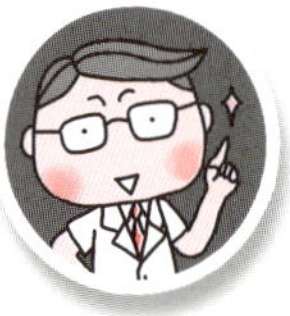

子どものオチンチンを知っておこう！

お母さんにとって、男の子のオチンチンは、なんだか不思議に感じたり、不安に思ったりするものかもしれません。女性であるお母さんにはないものですから、それも当然でしょう。でも、親が子どものオチンチンについて知っておくことは、とても大切です。

お子さんのオチンチンがどんな形をして、どんな色をして、どれくらいの大きさか、覚えていますか？

おむつを取り替えるときや、オチンチンを洗ったりするときに、しっかり観察してみるとよいでしょう。その際、ただながめるのではなく、オチンチンを持ち上げ、裏側や根元の部分の皮膚《ひふ》の状態を観察しましょう。それから、オチンチンの根元にぶら下がっているタマタマ袋（陰嚢《いんのう》）も見て、タマタマがちゃんと二つあるか、大きさやかたさはどうか、といったことも確認してください。お子さんが病気にかかったときでも、すぐ気づけるように、普段からよく観察しておきましょう。

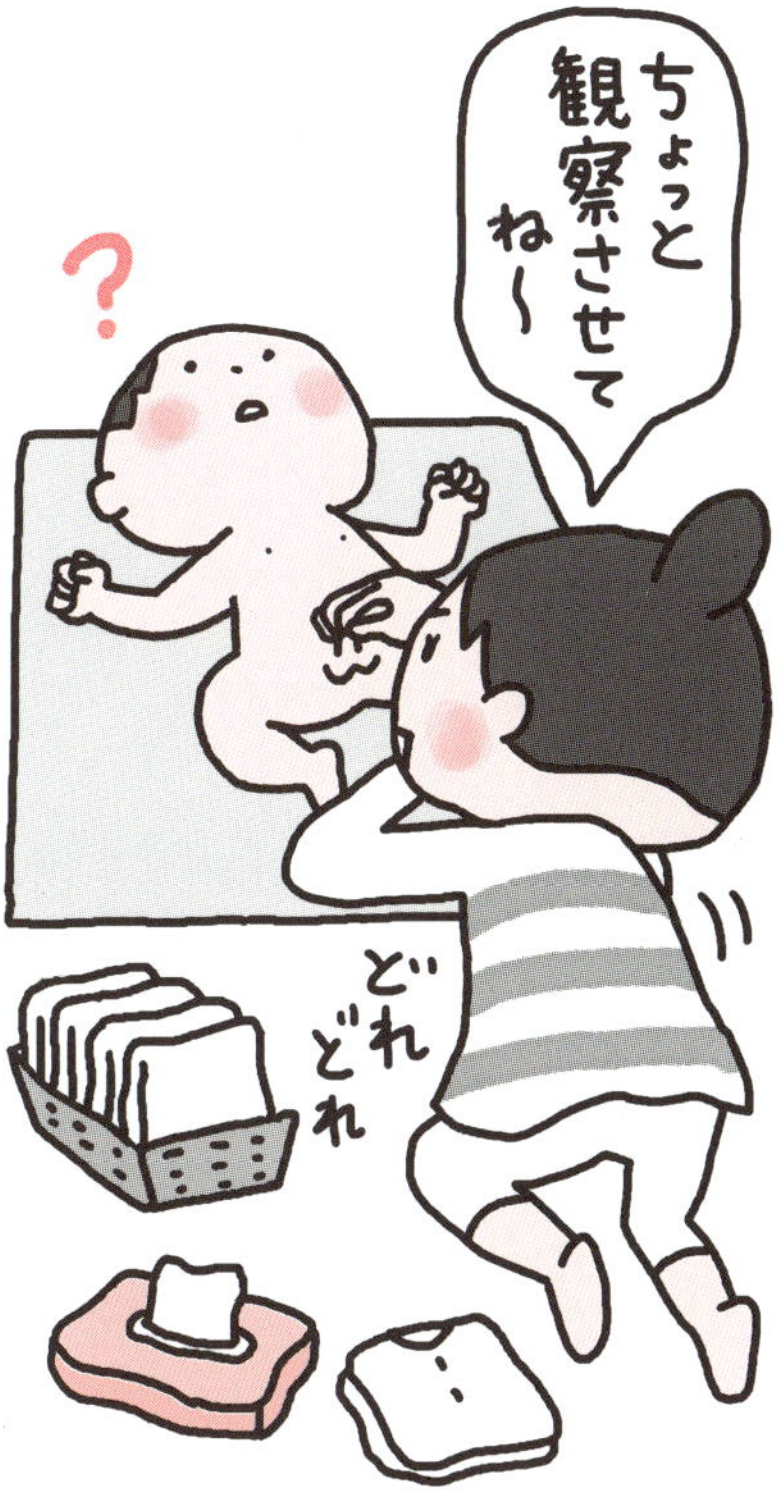

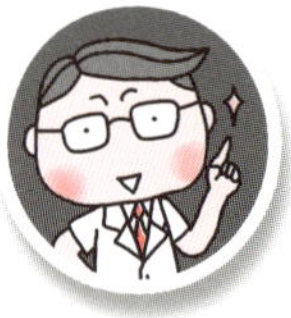

元気なオチンチンを記録に残しておく

オチンチンの形や大きさは、いつも同じとは限りません。お風呂上がりで温まったときにはだらーんとしているし、寒いときにはきゅっと縮んでいます。おしっこをしたいときにはピンと立って、かたく大きくなることもあり、また、病気などが原因で赤くなったり、腫《は》れたりすることもあります。

状況によってオチンチンが変化するのには、それなりの理由があるのですが、お子さんが健康で元気なときのオチンチンがどんなふうであるのか、できるだけ覚えておくことが肝心です。そのためには、携帯電話やデジカメなどで撮影して、定期的に記録に残しておくのもよいでしょう。

お子さんのオチンチンを見て、気になることがあったら、健康なときに撮った写真と見比べてください。色や形の違いに気づき、病気の兆候をいち早く見つけられるかもしれません。できれば、お母さん仲間と写真を見せ合い、それぞれの子どものオチンチンを比較してみるとよいでしょう。オチンチンの記録は、お母さんたちとの情報交換やコミュニケーションにも役立ちます。

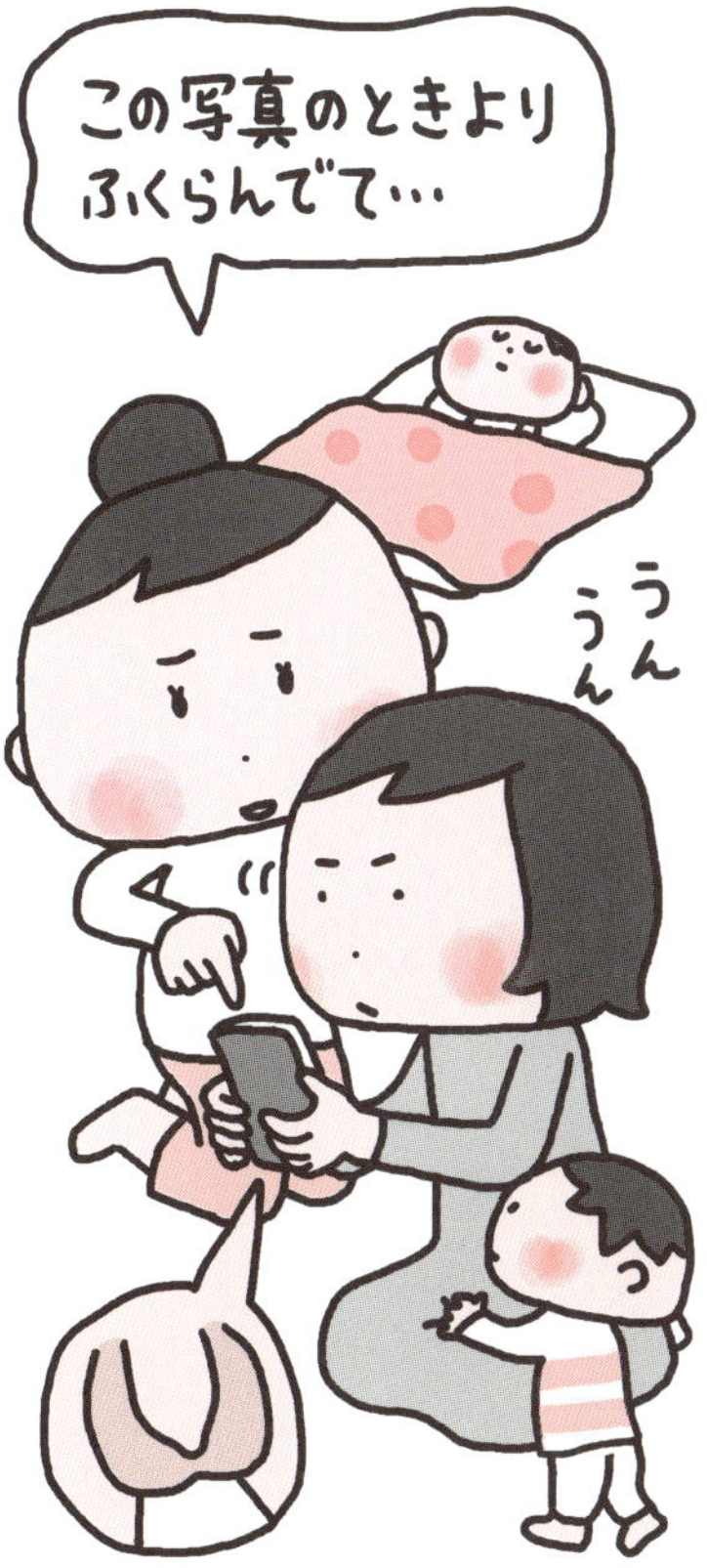
この写真のときより
ふくらんでて…
うん
うん

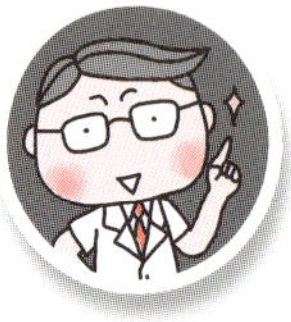

いろいろなオチンチン、いろいろなタマタマ袋

オチンチンやタマタマ袋（陰嚢《いんのう》）の色や形や大きさは、一人ひとり違うものです。顔の形や肌《はだ》の色、身長や体重のように個性の一部といえるものですので、ほかの子と同じではありません。赤ちゃんのオチンチンが小さいことで悩むお母さんもいますが、個性なので気にしないようにしましょう。

オチンチンが小さく見えても、実際には、赤ちゃんは皮下脂肪が多いので、ぷっくりしたおなかの肉にうもれて、見えなくなっているだけということが多いのです。おしっこが勢いよくシャーッと出ていれば、まったく心配ありません。もちろん、ほかの子と比べて陰嚢が黒っぽい色をしていても、ほとんど問題はないのです。次のページのオチンチンと陰嚢は、どれも健康です。

オチンチンのようす

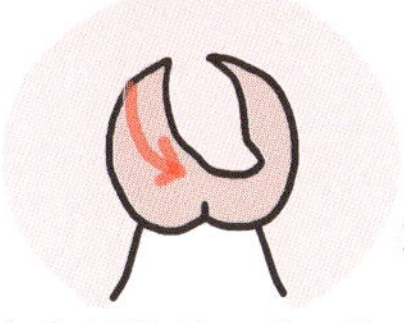

向きが曲がっている。

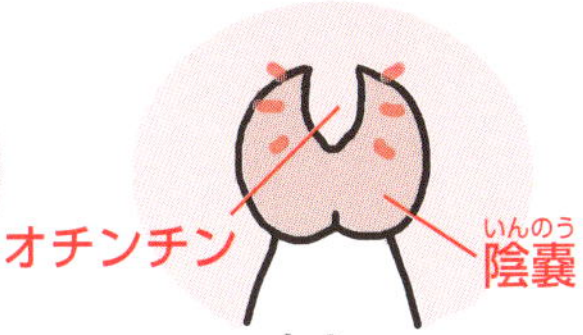

小さい。

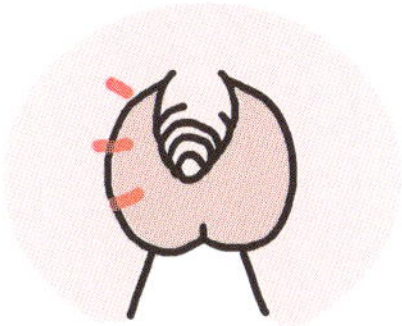

皮がたるんで
グルグルしている。

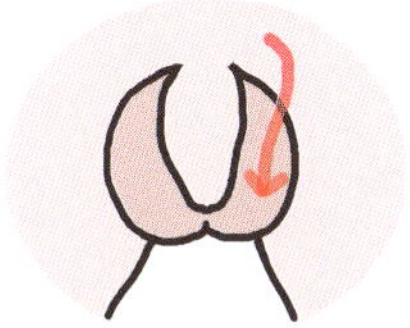

下を向いている。

タマタマ袋（陰嚢《いんのう》）のようす

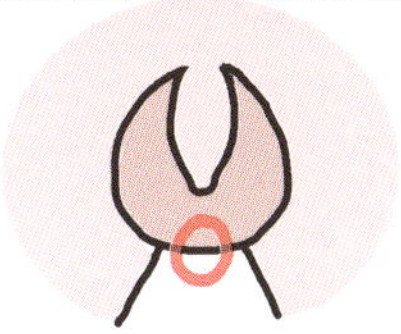

左右に分かれていない。

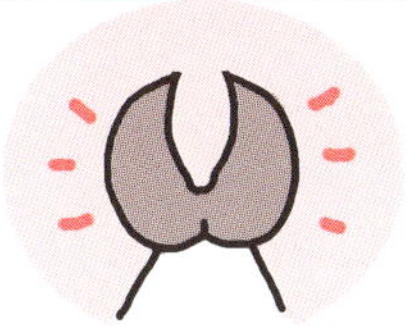

黒っぽい。

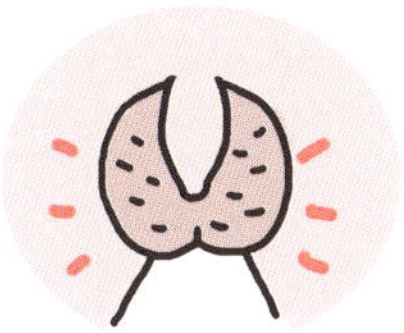

しわしわになっている。

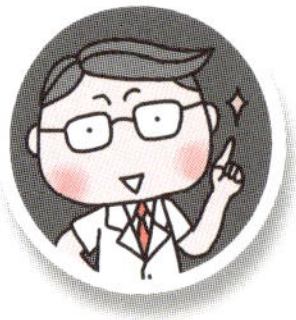

男の子の性器と女の子の性器

男の子の性器と女の子の性器は、形も仕組みも大きく違います。

男の子には、オチンチンがあって、タマタマがあります。オチンチンは陰《いん》茎《けい》やペニスともいいます。タマタマは精巣《せいそう》や睾丸《こうがん》ともいい、陰嚢《いんのう》という袋に入っています。男の子の場合、おしっこは、オチンチンの中の尿道《にょうどう》を通って、亀頭部《きとうぶ》の先っぽにある外尿道口《がいにょうどうこう》から出てきます。小さい子のオチンチンは、包皮《ほうひ》が亀頭部をおおっている包茎《ほうけい》であることが多いので、包皮をむかないと外尿道口が見えない場合がほとんどです。

女の子の外尿道口は、おまたにある左右の薄いひだ、小陰唇《しょういんしん》の内側にあります。外尿道口の下には膣《ちつ》もありますが、おまたの肉がぷっくりしているので、手で開かなければ、どちらもほとんど見えません。

男の子の性器

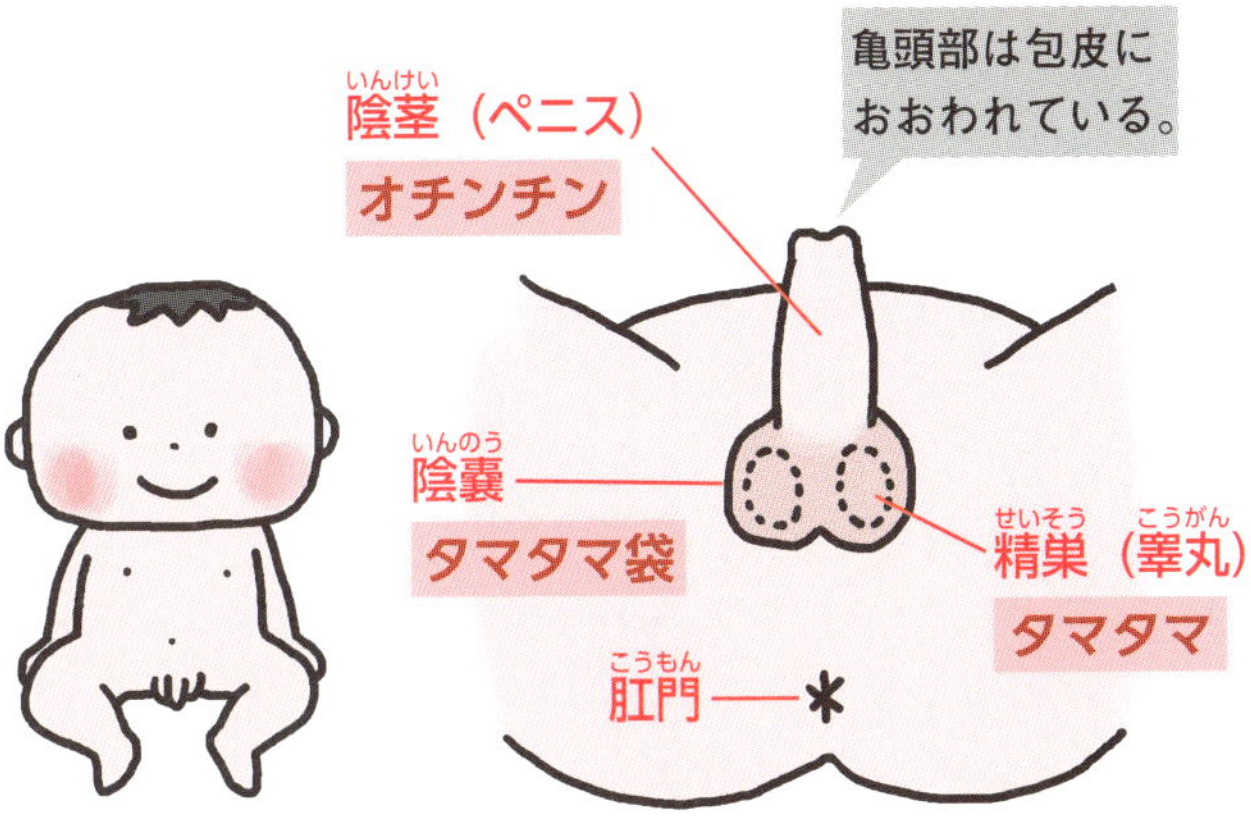

（おまたの下からの図）

女の子の性器

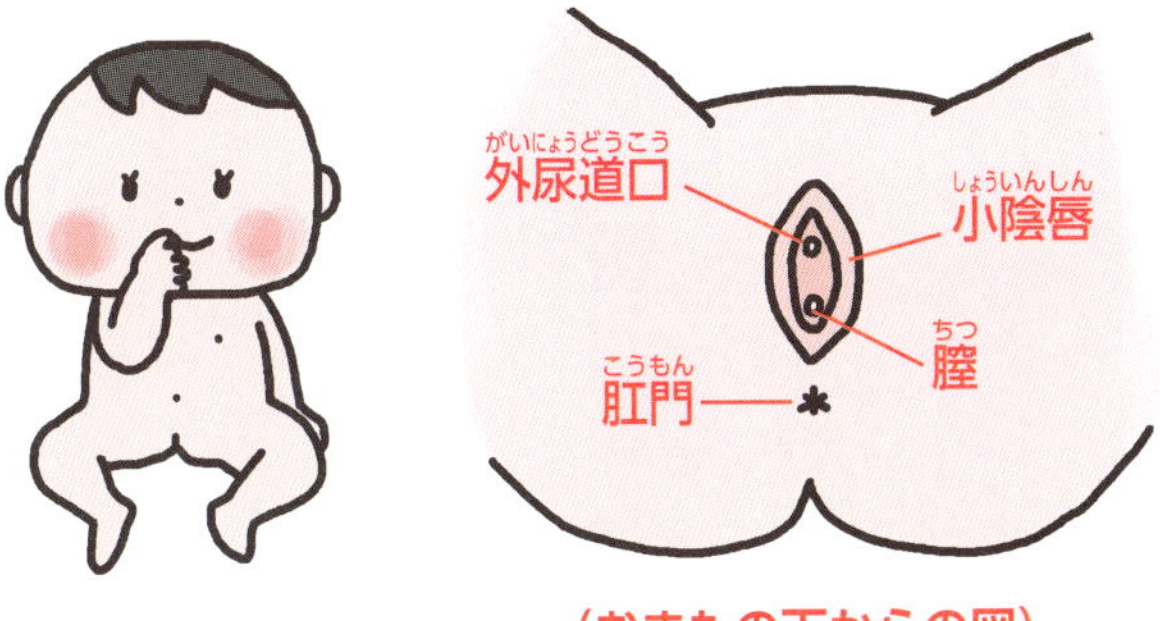

（おまたの下からの図）

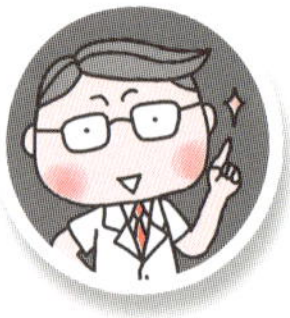

オチンチンとタマタマのつくり

オチンチンには、二つの大きな役割があります。一つはおしっこを出すことで、もう一つは精子《せいし》を出すことです。

オチンチンの中には尿道《にょうどう》という管があって、膀胱《ぼうこう》にたまったおしっこは、その尿道を通って出てきます。オチンチンと肛門《こうもん》のあいだにぶら下がっているのが陰嚢《いんのう》で、この袋のようなものの中にある二個の精巣《せいそう》（睾丸《こうがん》）がタマタマです。

男の子が思春期（大人の体に変わる十～十五歳ごろ）になると、精巣で精子がつくられるようになりますが、その精子も、おしっこと同じ尿道を通って出てきます。

タマタマは「精巣《せいそう》（睾丸《こうがん》）」のことで、それが入っている袋が「陰嚢《いんのう》」。また、陰嚢は「タマタマ袋」と呼ばれることもある。

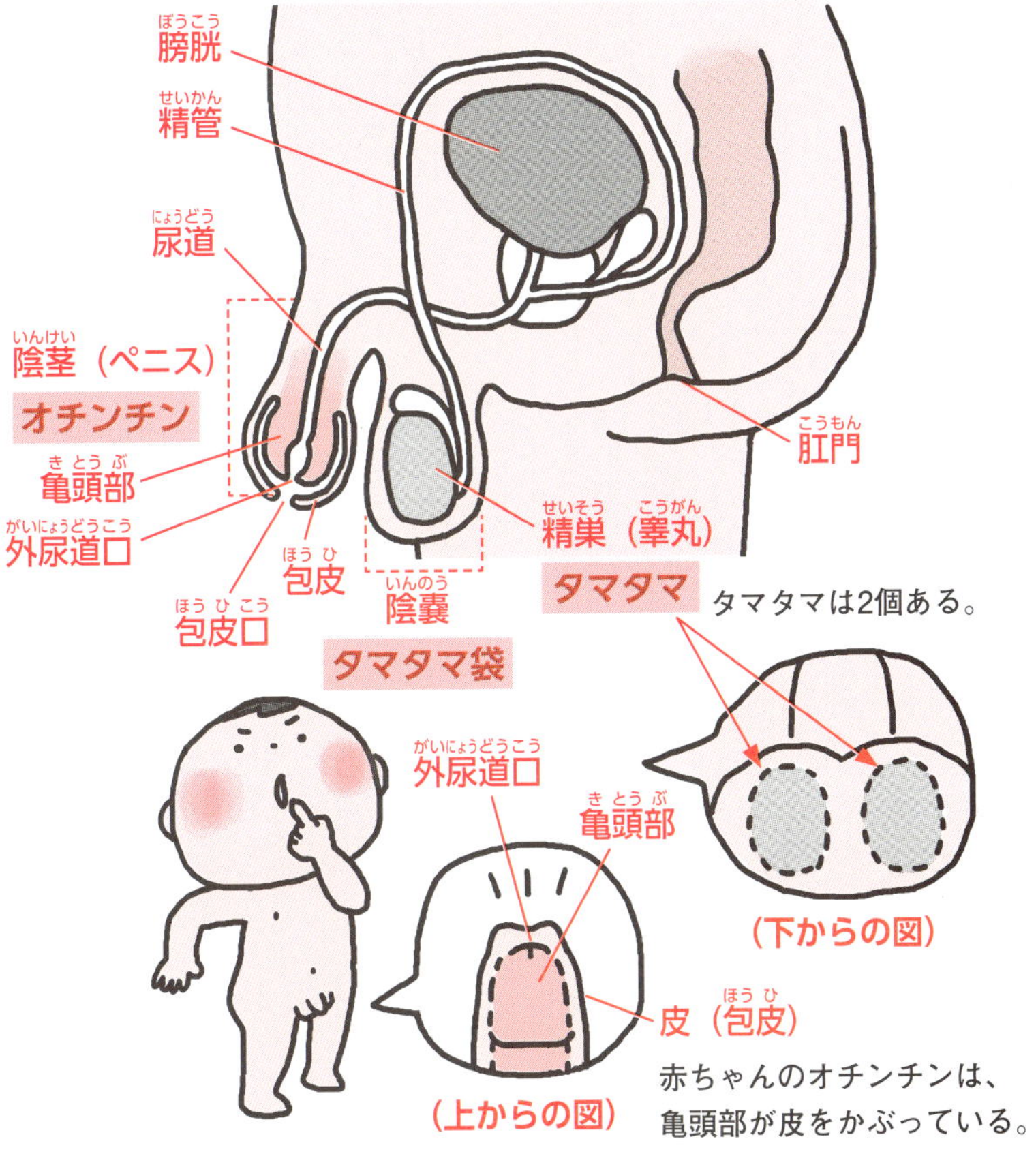
膀胱《ぼうこう》
精管《せいかん》
尿道《にょうどう》
陰茎《いんけい》（ペニス）
オチンチン
亀頭部《きとうぶ》
外尿道口《がいにょうどうこう》
包皮口《ほうひこう》
包皮《ほうひ》
陰嚢《いんのう》
タマタマ袋
肛門《こうもん》
精巣《せいそう》（睾丸《こうがん》）
タマタマ
タマタマは2個ある。
（下からの図）
外尿道口《がいにょうどうこう》
亀頭部《きとうぶ》
皮（包皮《ほうひ》）
（上からの図）
赤ちゃんのオチンチンは、
亀頭部が皮をかぶっている。

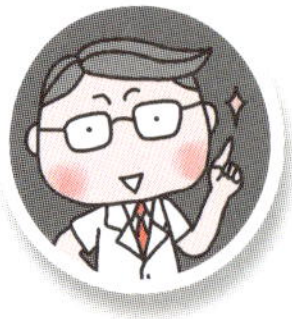

移動するタマタマ

タマタマがおなかの中にはなく、おまたの下の陰嚢《いんのう》の中に入っているのには特別な理由があります。

精子《せいし》は精巣《せいそう》（睾丸《こうがん》）でつくられますが、体温より少し低めの温度のほうがうまくつくることができるのです。おなかの中は、精巣にとっては温度が高すぎるので、陰嚢に入って体の外にぶら下がっているというわけです。この陰嚢の皮膚《ひふ》のしわは、車のラジエーターのような役割を持っています。暑くなると、しわを伸ばして表面積を広くし、熱を外へ逃がそうとします。寒くなると、しわをたたんで表面積を狭くし、熱を外へ逃がさないようにします。

実は、赤ちゃんがお母さんのおなかの中にいるころは、精巣は赤ちゃんのおなかのもっと上のほうにありますが、出産までに下に移動してきて陰嚢にお さまります。お子さんのタマタマ袋を指で軽くつまんだとき、内部にしこりのようなものを感じない場合は、タマタマの移動がまだ完了していない可能性があるので、泌尿器科《ひにょうきか》の医師に相談しましょう。

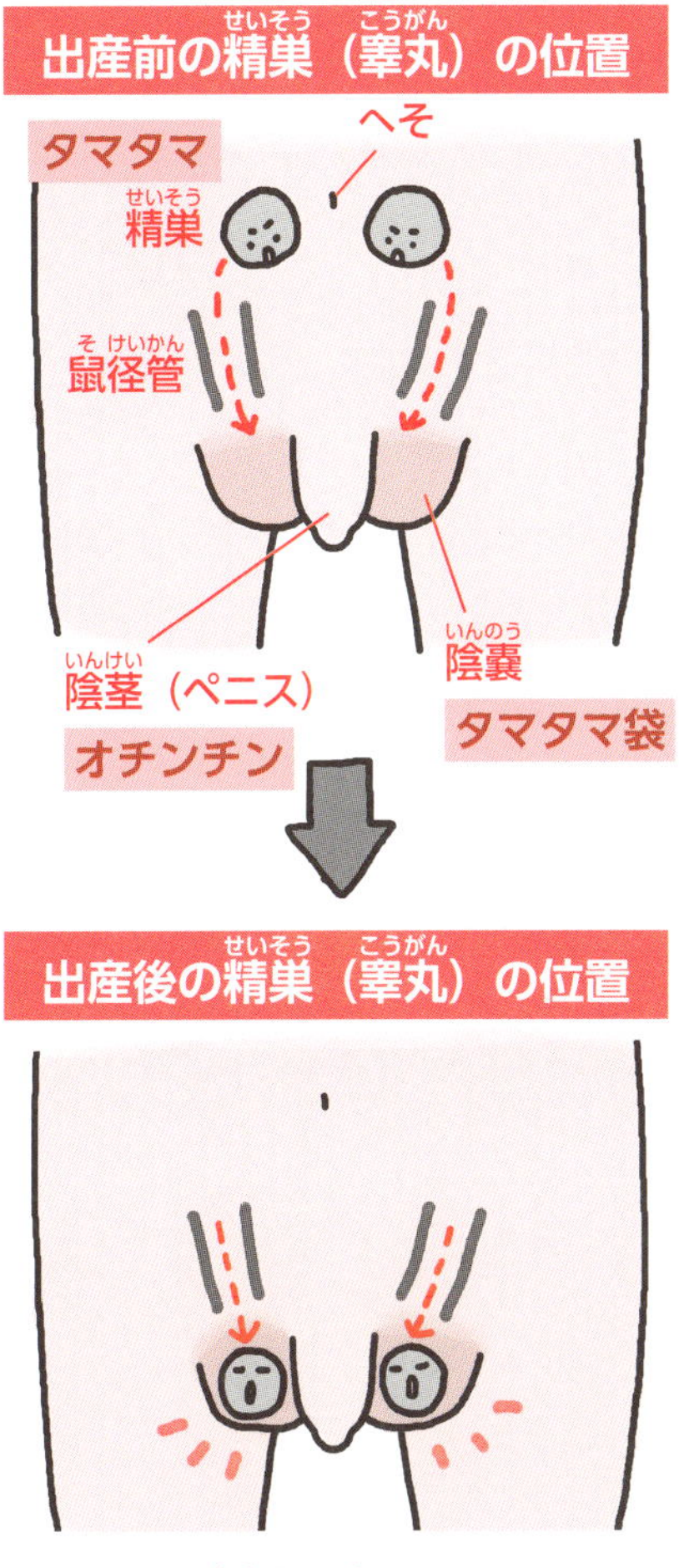

精巣が陰嚢の中におさまる。

関連ページ⇨p.148

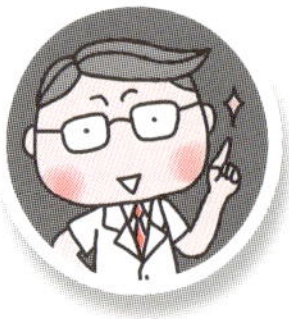

おしっこが出る仕組み

オチンチンは、おしっこを出すための大事な器官です。あたりまえのようにも思える「おしっこをする」という行為は、わたしたちの体を守るうえで、とても重要なことです。

おしっこは「尿《にょう》」ともいい、左右にある二つの腎臓《じんぞう》でつくられます。腎臓では、血液から有害な物質やいらなくなったものを濾過《ろか》するとともに、余分な水分を抜き取って、尿をつくっています。

腎臓でつくられた尿は、尿管《にょうかん》を通って、少しずつ膀胱《ぼうこう》に集まります。膀胱はおしっこをためるタンクのようなものです。そして、膀胱に尿がたまると、そのことが脳に伝えられて、「おしっこをしたい」という尿意《にょうい》を感じるようになるのです。

おしっこをするときは、尿《にょう》道《どう》の根元にある筋肉をゆるめます。すると、膀胱にたまっていた尿は尿道を通り、外尿《がいにょう》道口《どうこう》から外に出されます。赤ちゃんがおしっこをがまんすることができないのは、膀胱に尿がたまったら、反射的に排尿《はいにょう》するようになっているからです。

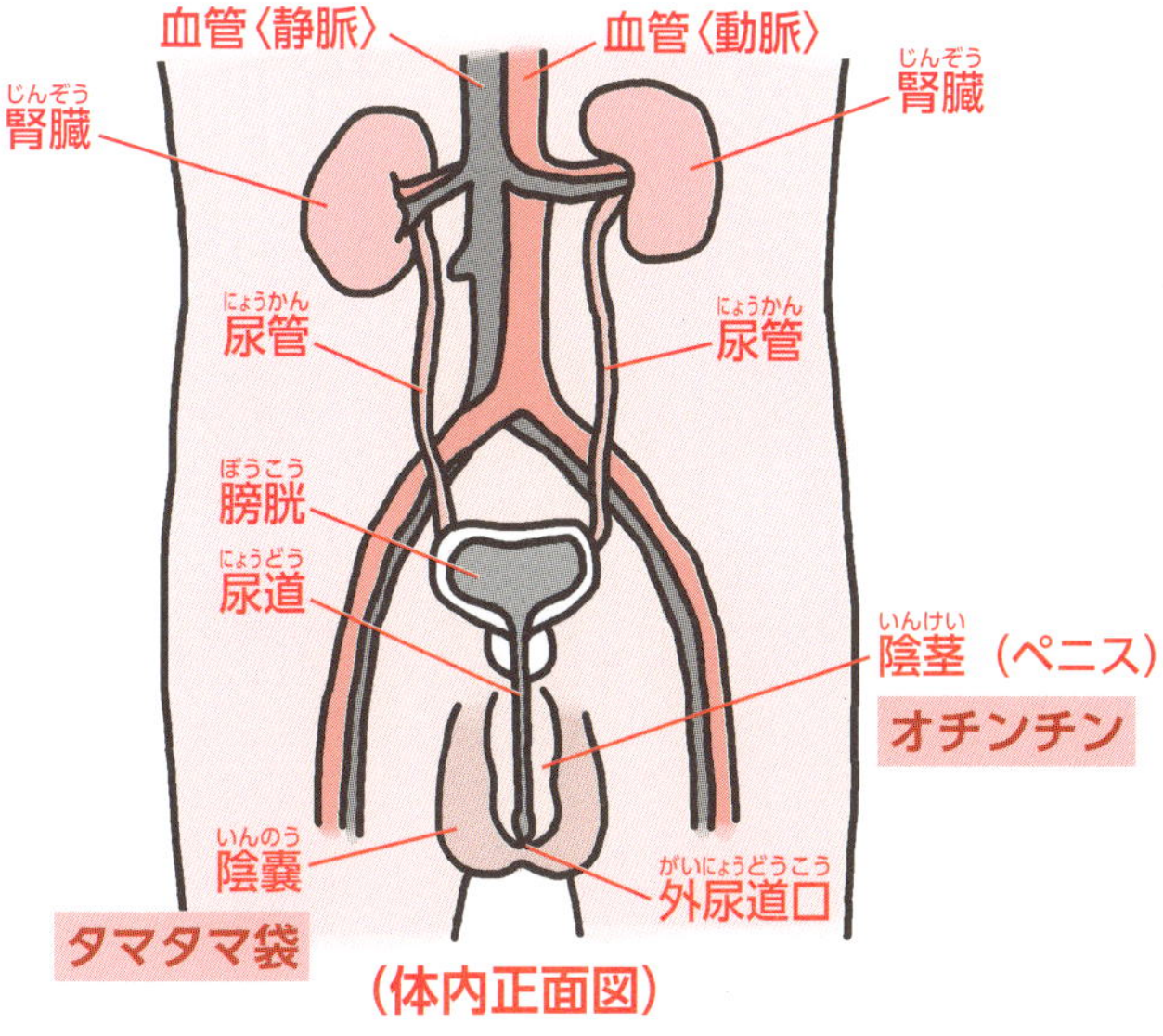

（体内正面図）

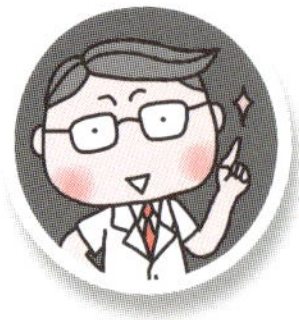

タマタマの役割

男の子にとって、オチンチンと同じように、タマタマも非常に大切な部分です。それはほかでもなく、精子《せいし》をつくるところだからです。

思春期以降、精巣《せいそう》（睾丸《こうがん》）と精巣上体《せいそうじょうたい》（副睾丸《ふくこうがん》）は、精子の製造工場として働き出します。精巣で精子がつくられると、精子は精巣の上にある精巣上体に送られ、しばらくのあいだ、そこにたくわえられ、精子が成熟します。

尿道《にょうどう》をとりまく前立腺《ぜんりつせん》と、そのそばにある精嚢腺《せいのうせん》では、それぞれ精子を元気にする液体（前立腺液《ぜんりつせんえき》と精嚢腺液《せいのうせんえき》）がつくられます。そして、性交などがおこなわれたとき、精巣上体から送られてきた精子が、その液体と混ざりあって精液《せいえき》となり、尿道を通って放出されるのです。つまり射精《しゃせい》です。

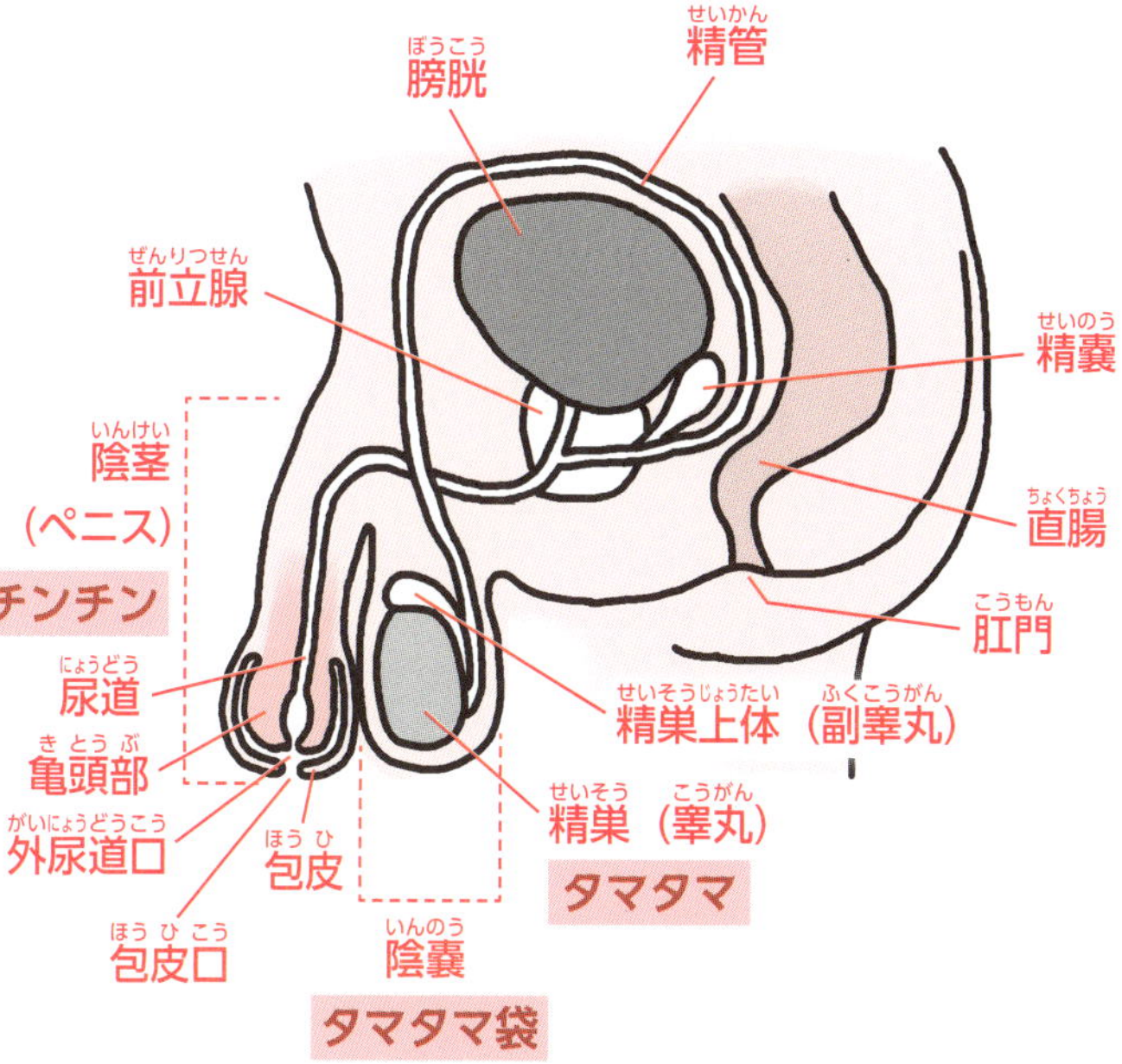
膀胱《ぼうこう》
精管《せいかん》
前立腺《ぜんりつせん》
精嚢《せいのう》
陰茎《いんけい》
（ペニス）
オチンチン
直腸《ちょくちょう》
肛門《こうもん》
尿道《にょうどう》
亀頭部《きとうぶ》
精巣上体《せいそうじょうたい》（副睾丸《ふくこうがん》）
外尿道口《がいにょうどうこう》
包皮《ほうひ》
精巣《せいそう》（睾丸《こうがん》）
タマタマ
包皮口《ほうひこう》
陰嚢《いんのう》
タマタマ袋

（体内側面図）

成長とともに変わるオチンチン

個人差はありますが、オチンチンは男の子の体の成長とともに変化します。

赤ちゃんのころのオチンチンは、単なるおしっこの出口です。初めはおもらししていたおしっこですが、二〜四歳くらいになると、多くのお子さんは一人でできるようになり、おむつが外《はず》れます。

小学校高学年から中学生くらいになると、男の子も思春期に入り、男性ホルモンの分泌量が増えます。ひげ、すね毛などの体毛が濃くなり、筋肉もついて、がっちりとした体つきになります。性的な意味でオチンチンが反応し、快感を覚えるのもこのころからです。

中学生くらいでマスターベーション（オナニー・自慰《じい》・手淫《しゅいん》）を覚え、それにともなって、皮をかぶっていたオチンチンがむけていく人もいます。

そして、それまで成長を続けていたオチンチンは、十代前半から二十代にかけて、さらに大きく成長することになります。

思春期以降の体の変化

- ひげが濃くなる。
- わき毛が生える。
- すね毛が濃くなる。
- 喉仏《のどぼとけ》が大きくなる。
- 筋肉質になる。
- 性器が発育する。

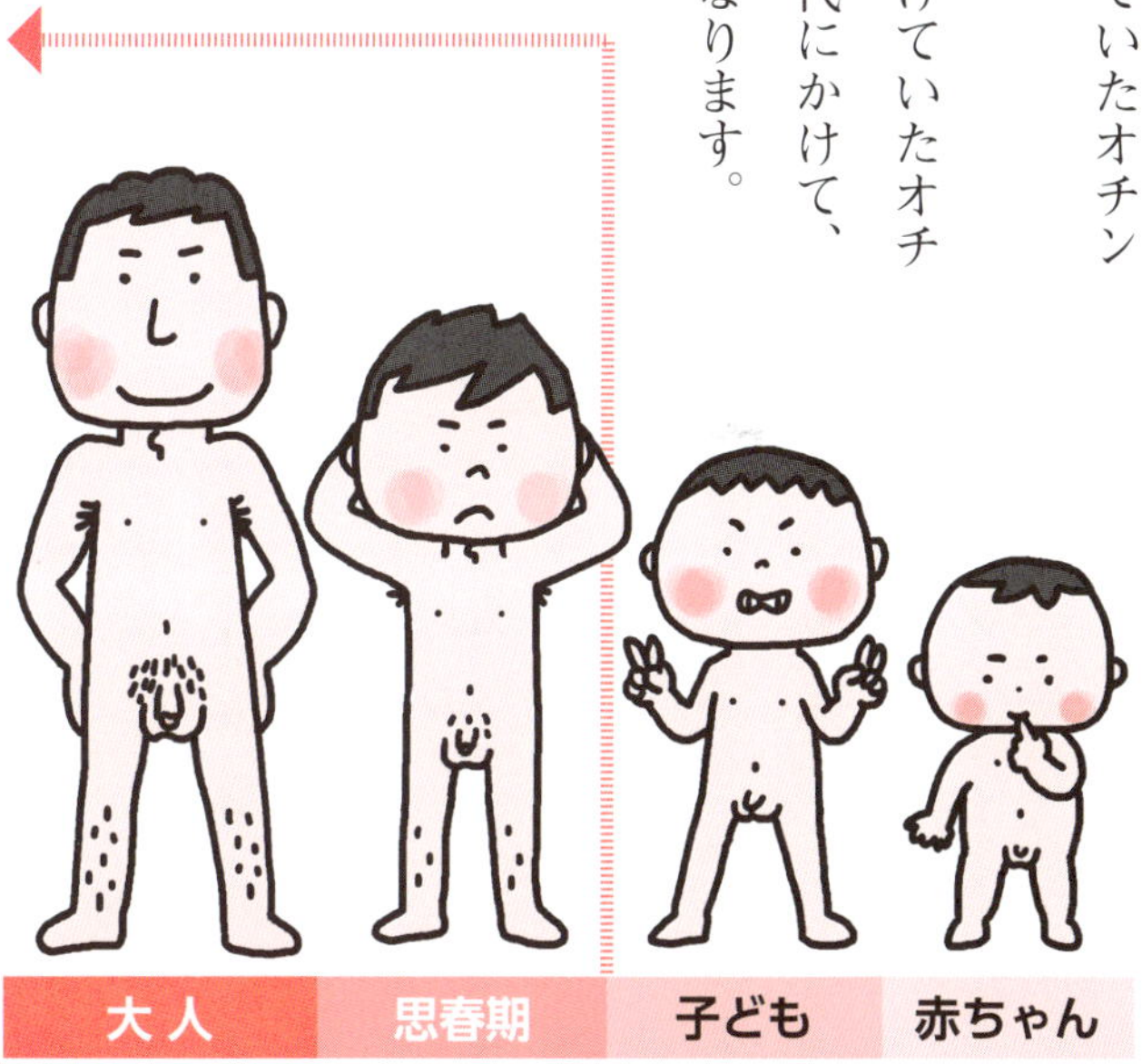
大人
思春期
子ども
赤ちゃん

関連ページ⇨p.132

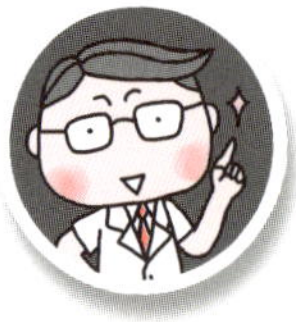

オチンチンが勃起《ぼっき》する仕組み

赤ちゃんでも、オチンチンは勃起《ぼっき》します。それはよくあることで、性的な反応とは違います。

「うちの子のオチンチン、何かおかしいのかしら？」

などと、心配しなくてもだいじょうぶです。

「勃起」とは、オチンチンがかたく大きくなり、角度が上向きになることです。個人差はありますが、太さも長さも、平常時の一・五〜二倍くらいになります。でも、オチンチンには骨がありません。オチンチンの中にある海綿《かいめん》体《たい》に、大量の血液が送りこまれて勃起するのです。

膀胱《ぼうこう》に尿《にょう》がたまって、おしっこがしたくなったときや、オチンチンをさわられるなどして刺激を受けたときに、赤ちゃんでも勃起が起こることがあります。

性的に興奮して勃起するようになるのは思春期以降です。そのころになると、陰嚢《いんのう》の中にある精巣《せいそう》（睾丸《こうがん》）で、精子《せいし》がつくられるようになります。いよいよ大人への階段をのぼり始めるというわけです。

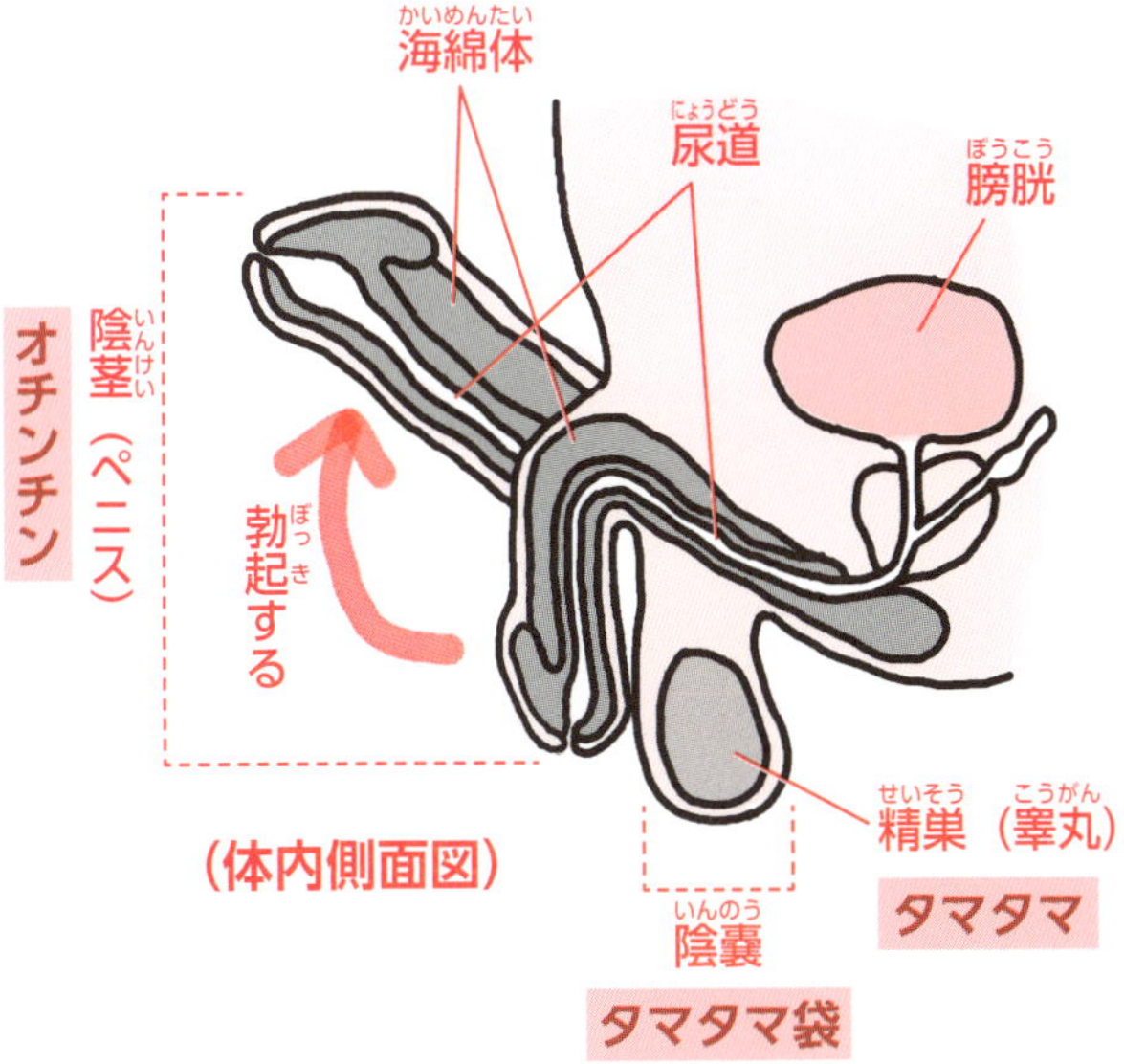
海綿体《かいめんたい》
尿道《にょうどう》
膀胱《ぼうこう》
陰茎《いんけい》（ペニス）
オチンチン
勃起《ぼっき》する
精巣《せいそう》（睾丸《こうがん》）
タマタマ
陰嚢《いんのう》
タマタマ袋
（体内側面図）

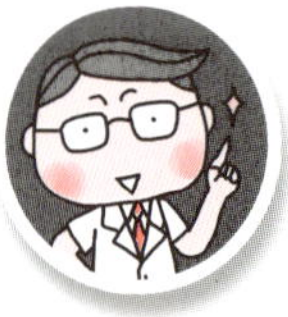

射精《しゃせい》とおしっこ

射精《しゃせい》のときに出る精液《せいえき》は、おしっこが通る管と同じ尿道《にょうどう》を通って、体の外へ出ます。でも、おしっこと同時に精液が出ることはありません。それは、射精するときに膀胱《ぼうこう》の出口の筋肉が閉じて、おしっこが出るのを止めるからです。

射精は、性行為やマスターベーション以外でも起こることがあります。その一つが「夢精《むせい》」です。これは、睡眠中に性的な夢を見るなどして射精してしまうことです。男の子の初めての射精（精通《せいつう》）は、この夢精で経験することが多く、病気ではありません。また、睡眠中でなくても、物理的な刺激を受けて射精する場合（遺精《いせい》）もあります。

関連ページ⇨p.32、127、132

精通《せいつう》お祝いパーティー

思春期になると、男の子は精通《せいつう》を経験し、射精《しゃせい》できるようになります。妊娠させることも可能な体になり、大人の仲間入りをしたともいえます。

早い子だと小学校三年生で精通があるので、それより前に、「寝ているうちに、オチンチンの先から白い液体が出ることがあるよ」などと教えておきましょう。

女の子のいる家では、初経《しょけい》（初潮《しょちょう》）があったとき、赤飯を炊いてお祝いをするところがあります。男の子に精通があったら、白いケーキでお祝いするのもよいでしょう。

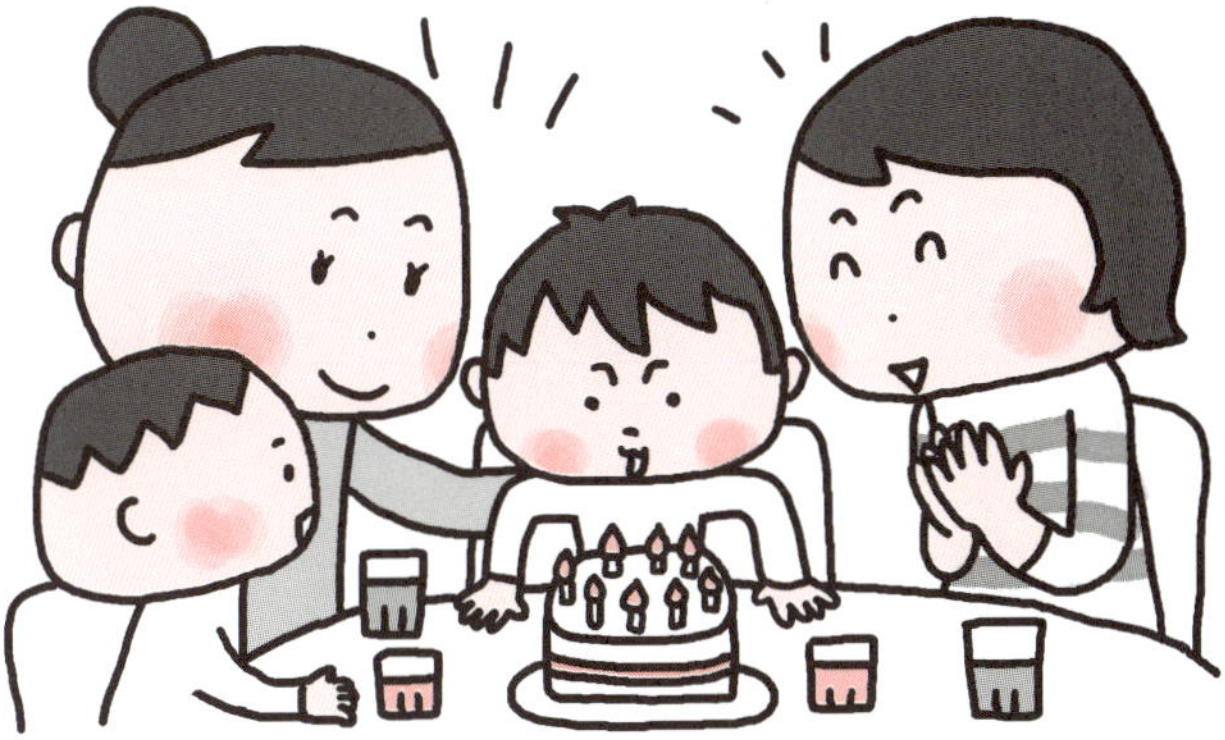

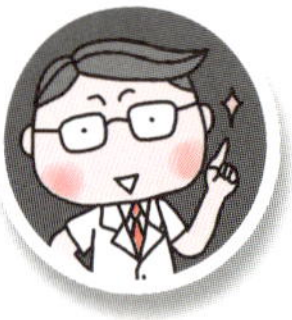

赤ちゃんは、みんな包茎《ほうけい》

オチンチンについて、よく聞かれる悩みに「包茎《ほうけい》」があります。包茎とは、オチンチンの先の亀頭部《きとうぶ》が皮（包皮《ほうひ》）におおわれた状態のことです。

「赤ちゃんのうちから、早めに皮をむいてあげたほうがいいのですか？」

「手術しなければいけないのですか？」

お子さんの包茎を心配するお母さんたちから、こんな質問が数多く寄せられます。

生まれたばかりの赤ちゃんは、みんな包茎です。この時期、大事なオチンチンは包皮でおおわれていますが、包皮内の清潔を保つため、無理しない程度に、赤ちゃんのうちから包皮をむいたほうがよいでしょう。

オチンチンは、成長とともに自然に皮がむけていく場合があります。でも、そうなるまで包茎でいると、亀頭部と包皮のあいだに、ばい菌が入りやすく、炎症を起こす可能性が高くなります。早いうちから、包皮をむいて清潔にしていれば、炎症の予防にもなります。また、勃起《ぼっき》したときに包皮に圧迫されないので、オチンチンの成長にもいいというわけです。

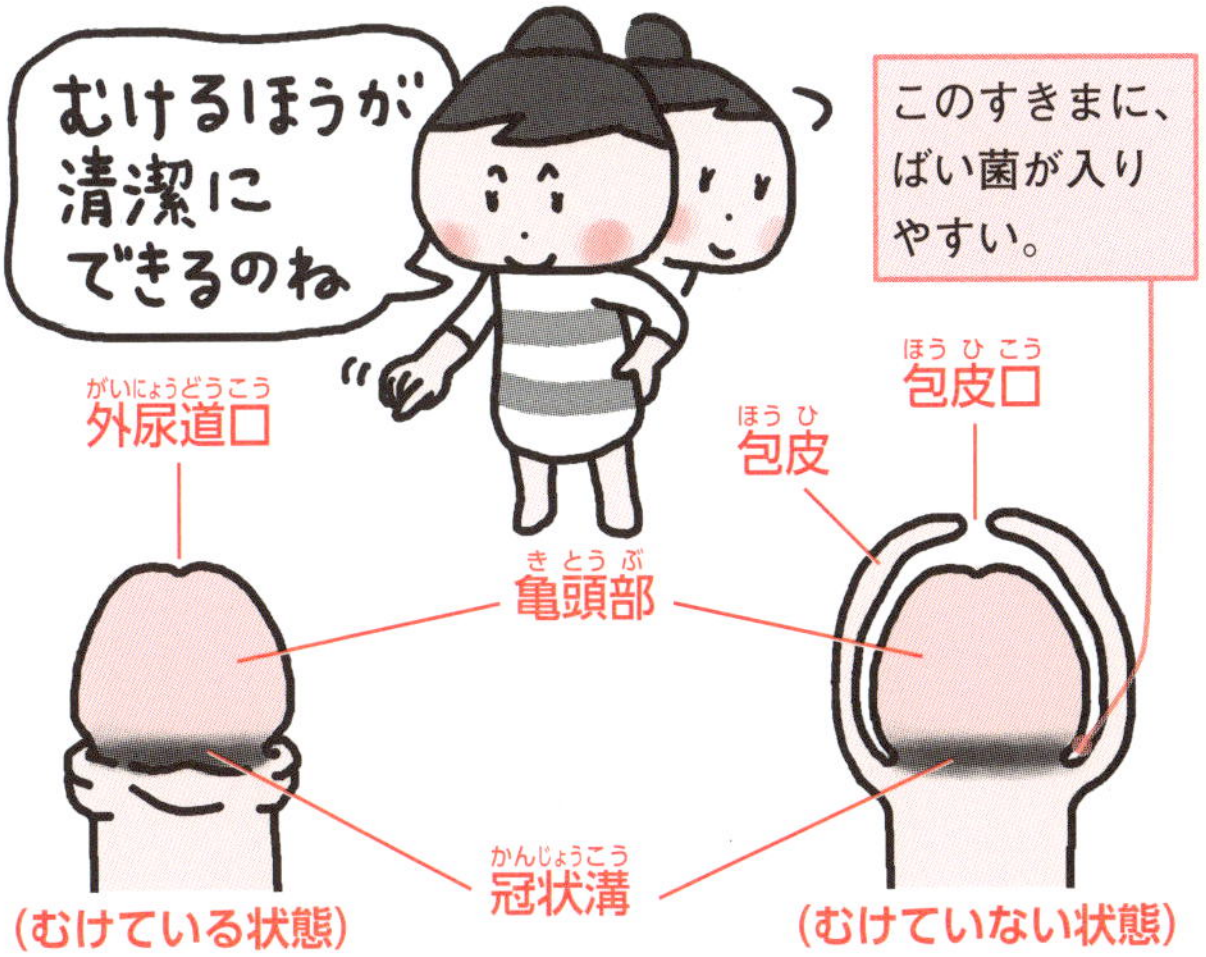
むけるほうが清潔にできるのね
このすきまに、ばい菌が入りやすい。
外尿道口《がいにょうどうこう》
包皮口《ほうひこう》
包皮《ほうひ》
亀頭部《きとうぶ》
冠状溝《かんじょうこう》
（むけている状態）
（むけていない状態）

冠状溝は亀頭部の根元の少し細くなっているところ。

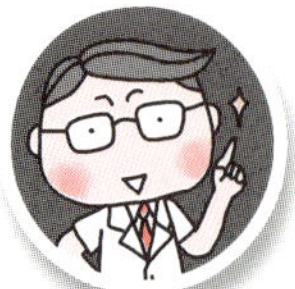

包茎《ほうけい》のタイプ

包茎《ほうけい》は、けっして病気ではありません。でも、小さいときから包皮《ほうひ》がむけるほうが清潔です。昔は、思春期に先輩や友だちに教わってむいたものですが、最近は、むくことを教えてくれる環境がなくなっています。

包茎はつぎのように分けられます。

包皮をどんなにずらしてみても亀頭部《きとうぶ》がまったく見えない「真性包茎《しんせいほうけい》」と、普段は亀頭部が包皮におおわれていても、包皮をずらすと冠状溝《かんじょうこう》までむける「仮性包茎《かせいほうけい》」と、真性包茎と仮性包茎の中間のオチンチンです。

子ども時代に、真性包茎であっても、亀頭部の途中までむけても冠状溝《かんじょうこう》まではむけないような状態であっても、包皮をむくトレーニングを続ければ、必ず冠状溝までむけるようになります。普段は包皮がかぶっていても、包皮をずらして冠状溝までむいて清潔が保てる状態になればだいじょうぶです。
お子さんのオチンチンがどういう状態なのか、44～51ページの説明をよく読んでから、包皮を根元のほうにずらして確かめてみましょう。

手で包皮《ほうひ》をずらしたときの状態で判断

真性包茎《しんせいほうけい》

包皮をずらしても、むくことができず、亀頭部が見えてこない。

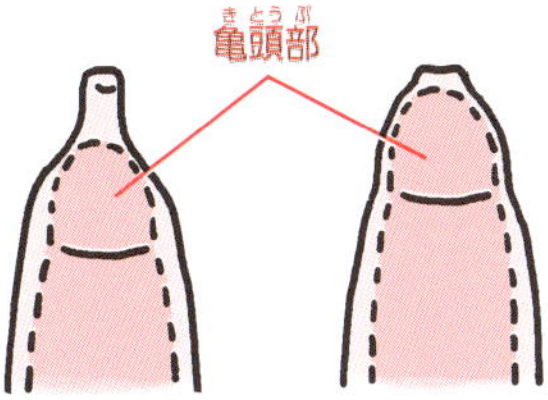

真性包茎《しんせいほうけい》と仮性包茎《かせいほうけい》の中間のオチンチン

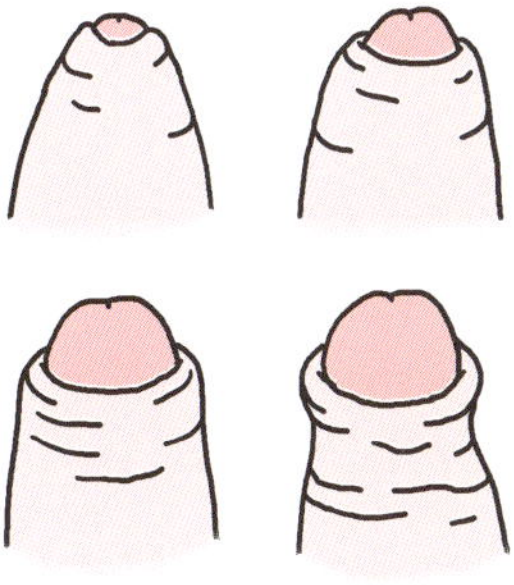

仮性包茎《かせいほうけい》

普段は包皮がかぶっていても、包皮をずらせば、亀頭部が冠状溝まで見えてくる。

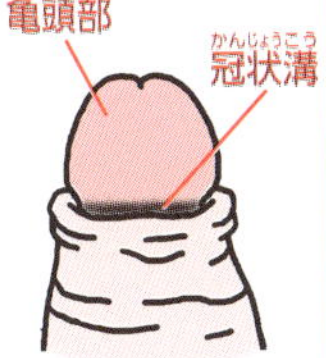

関連ページ⇨p.134

「むきむき体操」のすすめ

「むきむき体操」は、第1章（18〜62ページ）の説明をしっかり理解してから始めてください。

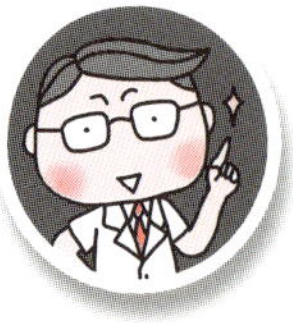

この本では、主としてオチンチンの清潔と成長の観点から、オチンチンの皮（包皮《ほうひ》）をむく、「むきむき体操」を紹介しています。お子さんの包皮をむくか、むかないかは、ご家庭でよく相談して判断してください。

もし、むくと決めたら、46ページ以降で説明する「むきむき体操」を実践してみてください。始める時期は、いつでもかまいません。生まれてすぐからでもいいし、小学生になってからでもいいですが、早く始めるほうが親はやりやすいでしょう。おむつ替えや、一緒にお風呂に入るときにでも、さっそく試してみてください。ただし、お子さんが泣き出したら痛いというサインですので、無理をしないでください。やり始めたころは痛がっても、続けているうちに痛がらなくなります。

最初は赤くなったり、少し出血したりするかもしれませんが、清潔にしておけばだいじょうぶです。また、包皮をむいたら、必ず元にもどすようにしてください。むいたままの状態にしていると、もどらなくなるおそれがあります。血液の流れが悪くなり、むくんで腫《は》れてしまうので注意が必要です。

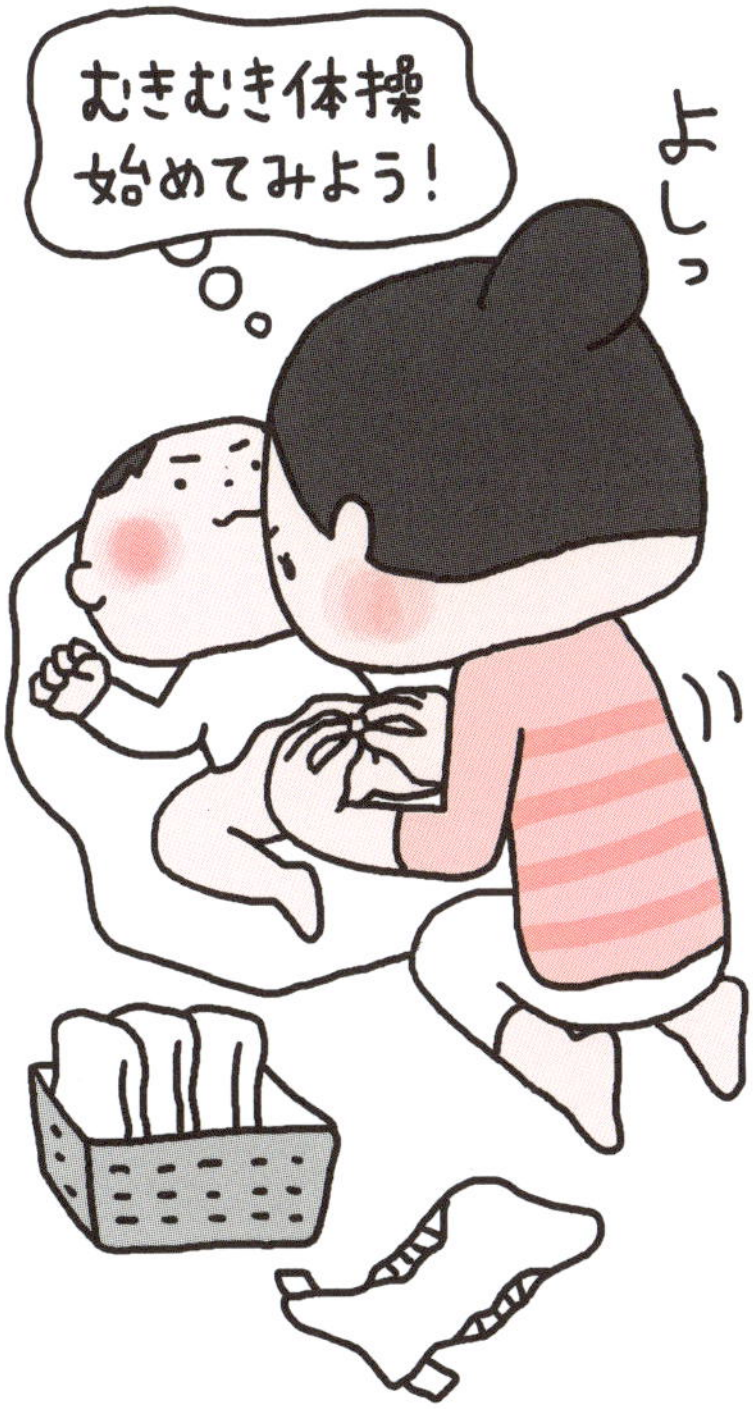

「むきむき体操」両手バージョン

〈説明はお子さんがあおむけの状態〉

まずは、両手で包皮《ほうひ》をむいてみましょう。すぐにできなくても心配はいりません。何度も試していれば、しだいに包皮が伸びるようになり、いずれむけるようになります。

1 両手の親指と人さし指を使って、オチンチンの根元を持つ。

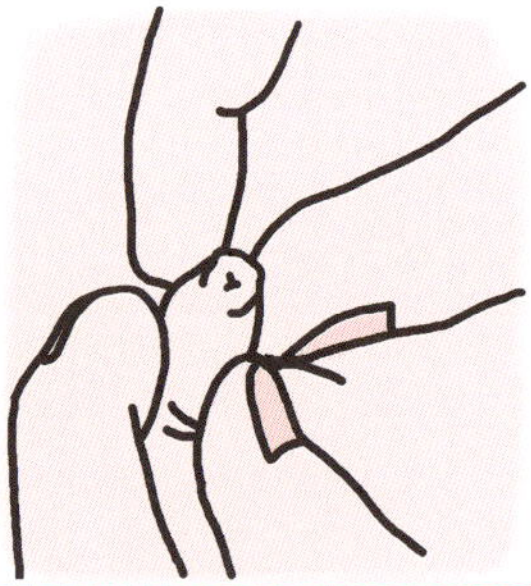

2 包皮をゆっくりとおろす。包皮がつっぱった感じがしたら、手をはなさず、そのままキープ。

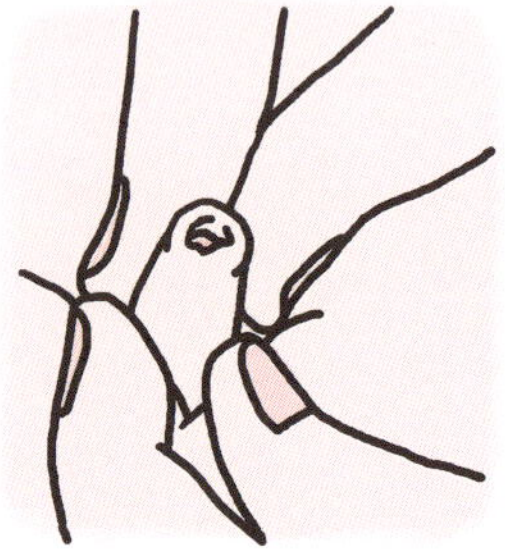

3 亀頭部《きとうぶ》の先がちょっと見えてくる。オチンチンを持つ手がずれることもあるが、必ず根元を持ってむく。

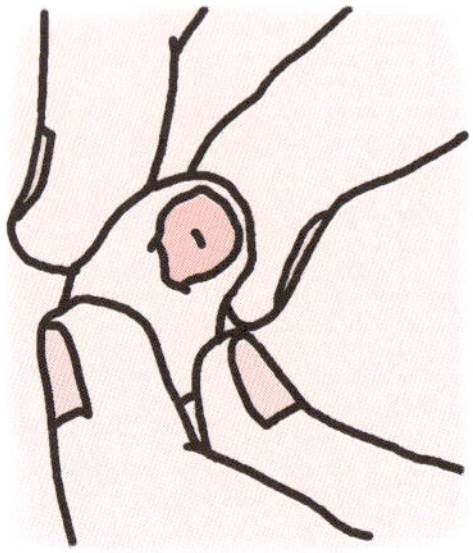

4 亀頭部が半分くらい出てきたら、包皮をもどす。この「むいて、もどす」の動作を20回ほど繰り返す。

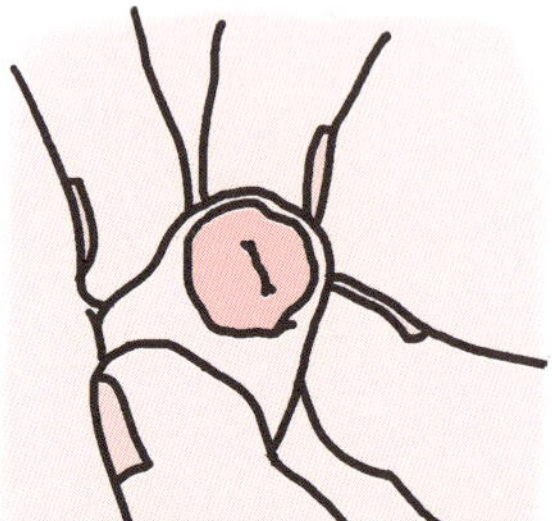

最後は「1」の状態にもどす。

亀頭部の先が見えてこなかったり、包皮がむきにくかったりしたら、無理をしないこと。p.50～51の説明をよく読みましょう。
「1」の状態にもどせなくなったら、p.48～49をご覧ください。

「むきむき体操」片手バージョン

〈説明はお子さんを膝《ひざ》の上にのせた状態〉

慣れてきたら、片手で包《ほう》皮《ひ》をむく練習をします。一方の手で包皮をむき、もう一方の手で汚れを取りましょう。3～5歳くらいになれば、一人でもできるようになります。

1 親指と人さし指をオチンチンに縦にそわせ、軽くつまむ。

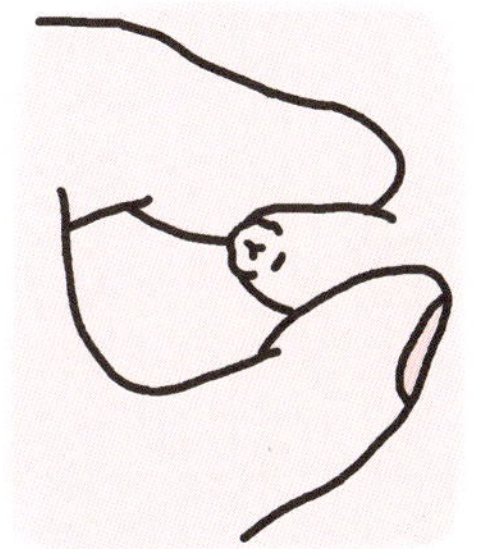

2 おまたの肉にめりこませるように押して、包皮をむく。

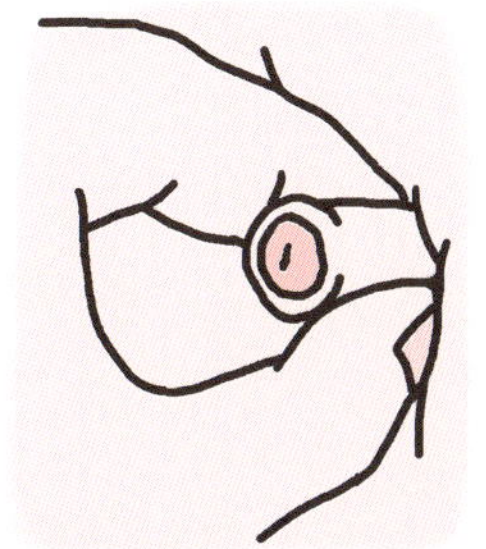

3 白い垢《あか》がたまっていたら、包皮をむいた状態で、ガーゼやタオルで、きれいにふき取る。

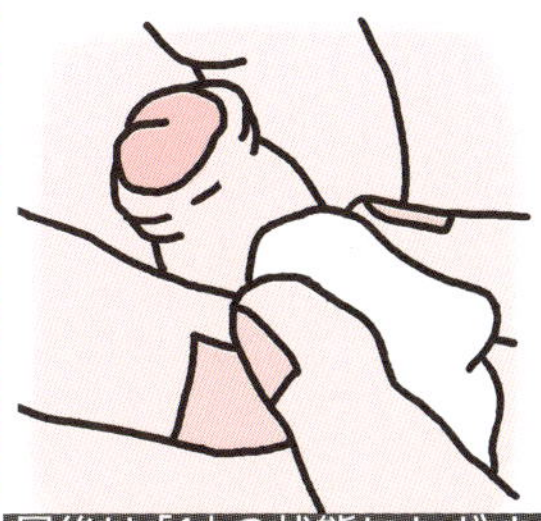

最後は「1」の状態にもどす。

トラブル発生？

「1」の状態にもどそうとしたとき、包皮が引っかかって、もどらないことがあります。

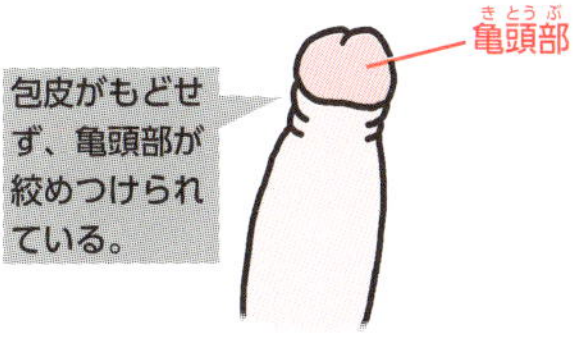
亀頭部《きとうぶ》
包皮がもどせず、亀頭部が絞めつけられている。

「1」の状態へのもどし方は、次のページをご覧ください。

オチンチンの皮のもどし方

ここで説明している方法を十分に理解し、いつでも対処できるようにしておいてください。

オチンチンの皮（包皮《ほうひ》）の先の口にあたる部分を包皮口《ほうひこう》といいます。この包皮口が小さいと、包皮をむいたときに亀頭部《きとうぶ》のみぞ（冠状溝《かんじょうこう》）に引っかかって、もどらなくなることがあります。包皮がもどらなくなったら、そのままにしておいてはいけません。「嵌頓包茎《かんとんほうけい》」といって、亀頭部がうっ血して腫《は》れあがり、包皮がむくんだ状態になります。最悪の場合、オチンチンが壊《え》死《し》することもあるので、すみやかに対処しましょう。

包皮がもどらなくなったら、親指と人さし指で亀頭部をつまみ、亀頭部をつぶすくらいのつもりで三十秒間圧迫してください。血液が体のほうにもどって亀頭部が小さくなったら、すぐに包皮全体が亀頭部をおおうように引きもどします。どうしてももどらなかったら、泌尿器科《ひにょうきか》で治療を受け、包皮をもどしてもらいましょう。

包皮《ほうひ》のもどし方

嵌頓包茎にならないようにするため、冠状溝に引っかかった包皮は、元にもどしておく必要があります。

1 冠状溝に包皮が引っかかり、もどらなくなった。このままにしておいてはいけない。

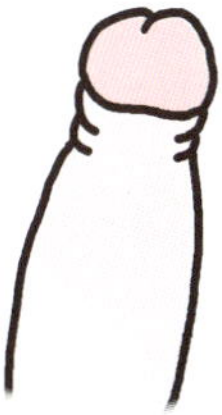

2 オチンチンを押さえながら、親指と人さし指で亀頭部を30秒間、圧迫する。

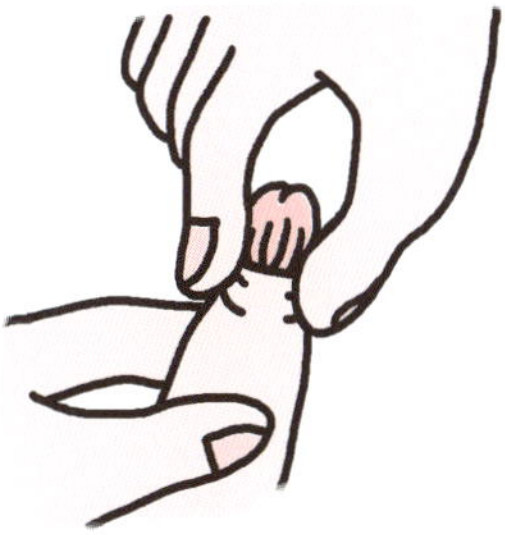

3 指に力を入れ、亀頭部をつぶすようにしながら、包皮全体が亀頭部をおおうように引きもどす。

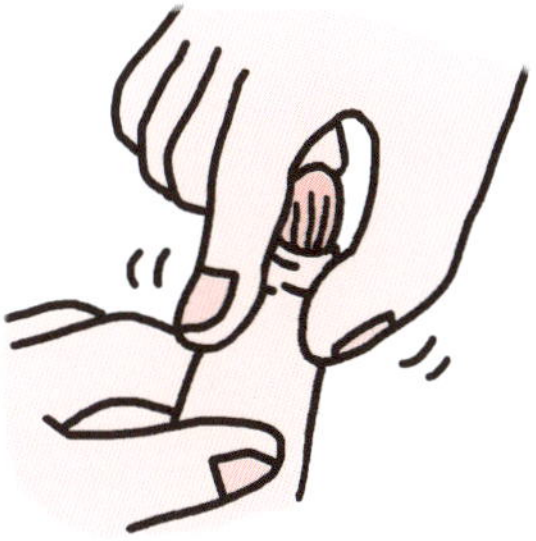

4 包皮がかぶった元の状態にもどる。こうしておけば、むくんでいても、1日くらいでむくみはなくなる。

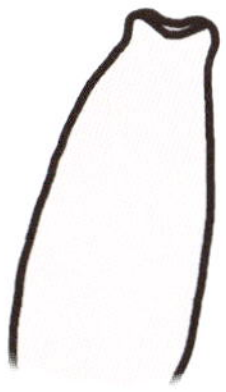

むくみがなくなったら、「むきむき体操」を再開しよう。

関連ページ⇨p.134

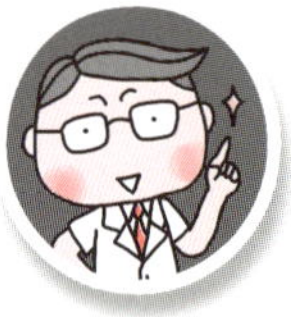

むきにくいオチンチンの「むきむき体操」

お子さんによっては、オチンチンの皮をむこうとしても、亀頭部《きとうぶ》がまったく見えないことがあります。それは包皮口《ほうひこう》が小さいからです。また、包皮《ほうひ》が亀頭部と癒着《ゆちゃく》して、亀頭部が少ししか見えない場合があります。

むきにくいと思っても、あせる必要はありません。おむつ替えや入浴時に、毎日「むきむき体操」を続けていれば、必ずむけるようになります。包皮と亀頭部の癒着がはがれたときに、少し出血することがあるかもしれませんが、清潔にしてから包皮をもどしておけば、血はすぐに止まります。

ただし、けっして無理はせず、お子さんが泣き出すまでやってはいけません。しだいに包皮が伸びて亀頭部があらわれ、むけるようになってきます。

一週間に一ミリほどはがすようなイメージで、気長に続けましょう。

包皮がむけてきても、最初は亀頭部にさわられるだけでいやがります。でも、必ず慣れてきます。慣れなければ、亀頭部をきれいに洗って清潔にすることができません。とにかく、無理をせずに毎日続けることと、むいたら必ず元にもどすことがポイントです。

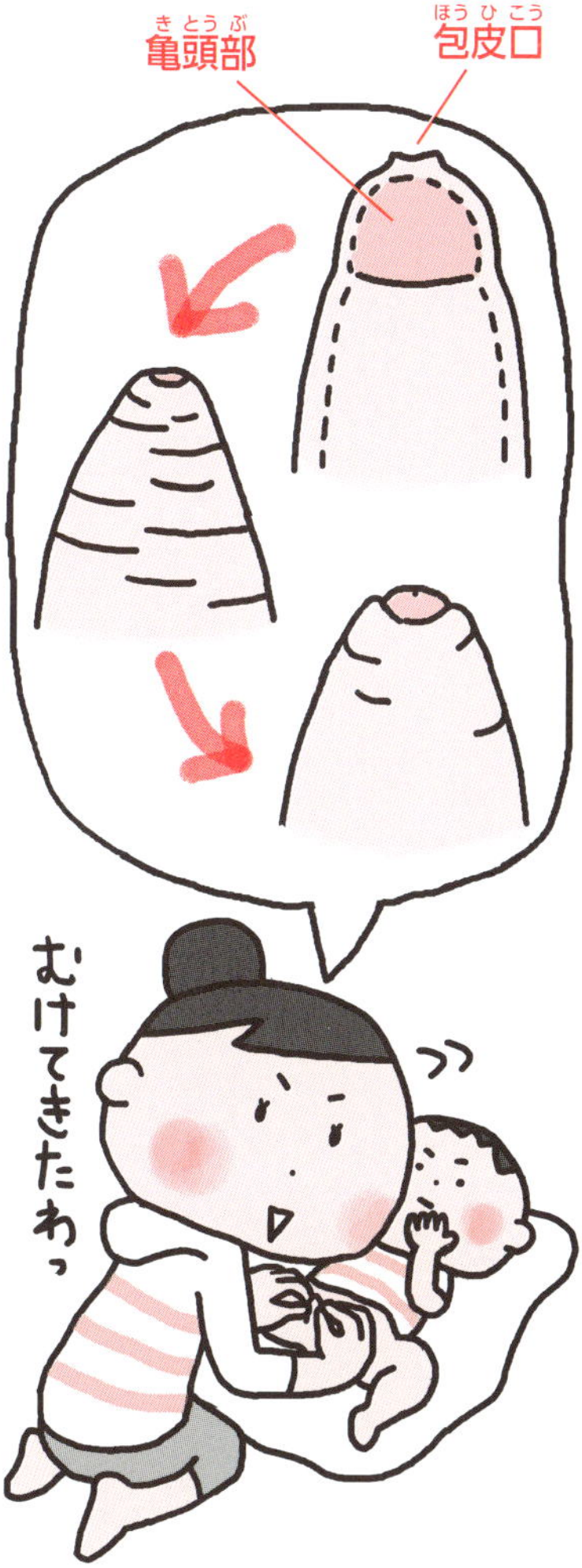
亀頭部《きとうぶ》
包皮口《ほうひこう》
むけてきたわっ

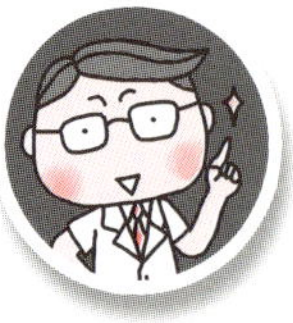

「むきむき体操」を卒業するとき

「むきむき体操」を始めると、いつまでやればいいのか、ゴールがどこなのか、疑問に思うお母さんもいることでしょう。

オチンチンの包皮《ほうひ》をむいて冠状溝《かんじょうこう》まで見える仮性包茎《かせいほうけい》であるなら、「むきむき体操」は大成功です。仮性包茎になっていれば、いつでも自分で洗えるし、清潔を保つことができるからです。

当面の目標は、お母さんが手助けして、冠状溝まで包皮がむけるようになることです。

でも、包皮の状態には個人差がありますし、むき始める年齢は人それぞれですので、トレーニングを始めて、すぐに冠状溝までむけるお子さんもいれば、亀頭部《きとうぶ》が見えるようになるまでに一年以上を要するお子さんもいます。時間がかかっても気にしないでください。

次の目標は、お子さん自身で包皮をむいて、冠状溝が完全に見えるようになることです。

お風呂でオチンチンを洗うときや、おしっこをするとき、むきながらやるように教えてください。毎日繰り返していれば、必ず、自分で冠状溝までむけるようになります。こうなれば、将来、コンドームをつけての性交も問題ありません。この目標を達成できれば、「むきむき体操」は卒業です。ゆっくり時間をかけて、取り組んでいきましょう。

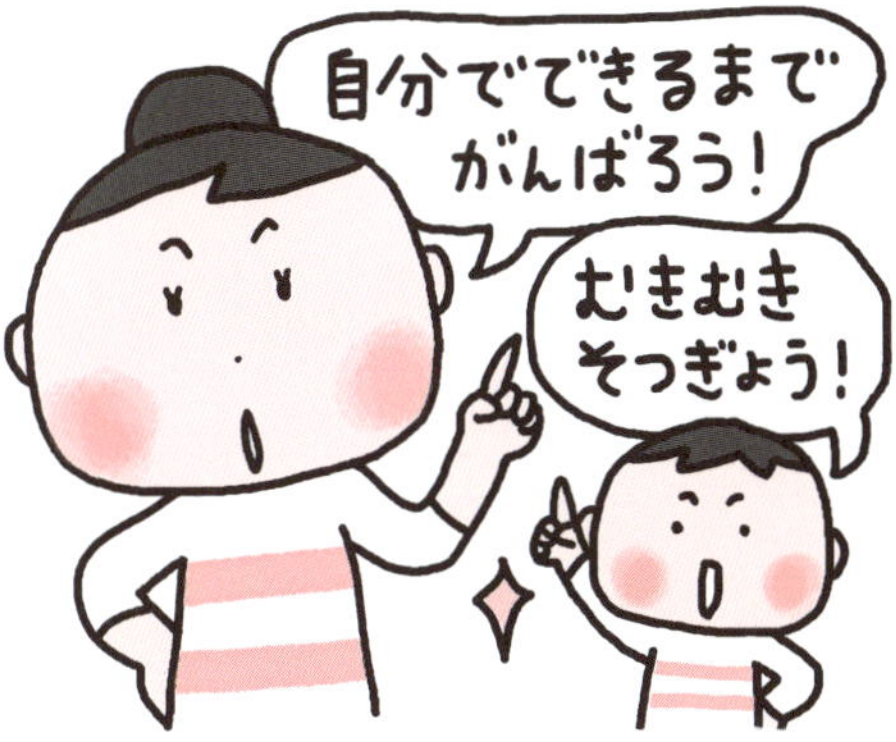
自分でできるまでがんばろう！
むきむきそつぎょう！

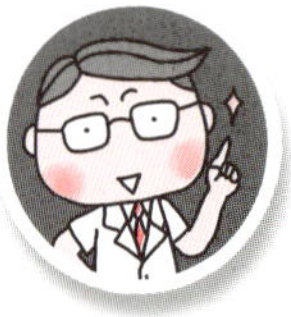

オチンチンの洗い方とお手入れ

おむつを替えるとき、おしりふきでオチンチンの表面、包皮《ほうひ》の中、タマタマ袋、おしりの穴についたおしっこやうんちをていねいにふき取ります。

お風呂では、石けんをよく泡立てて、オチンチンの表面、タマタマ袋、おしりの穴をていねいに洗います。包皮が冠状溝《かんじょうこう》まで完全にむけるお子さんは包皮をむき、亀頭部《きとうぶ》も一緒に石けんで洗いましょう。亀頭部がまだ完全に露出できない場合は、包皮の中は石けんを使わず、お湯だけで洗いましょう。石けんが残っていると炎症の原因になるので、包皮の中、オチンチンの裏側や根元、タマタマ袋のしわなどは、お湯でしっかりと流してください。

タオルでふいたあとは、むれないように乾燥させてから、おむつやパンツをはかせましょう。

赤ちゃんにやさしいおまたのふき方

1 オチンチンをふく。先っぽのほうから根元にむかってなでおろす。

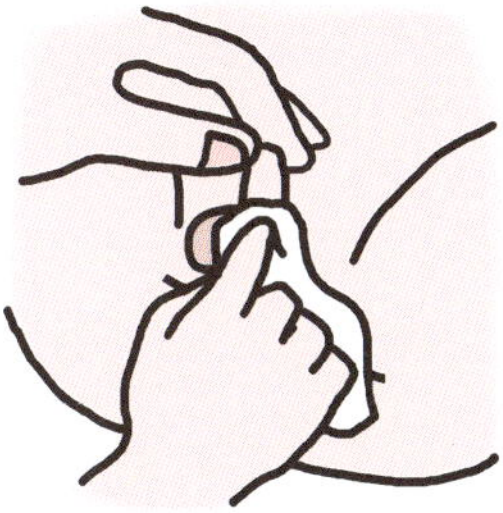

2 包皮もむけるところまでむいて、汚れをきれいにふき取る。

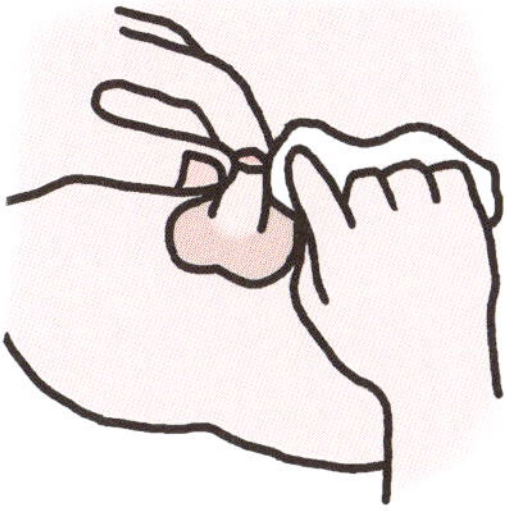

3 タマタマをふく。しわを伸ばしながら、ていねいにふき取る。

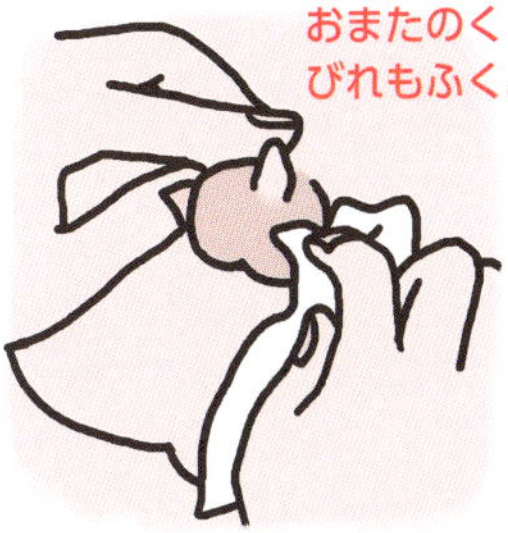

4 おしりの穴をふく。両足を持ち上げて、少し腰を浮かせるとやりやすい。

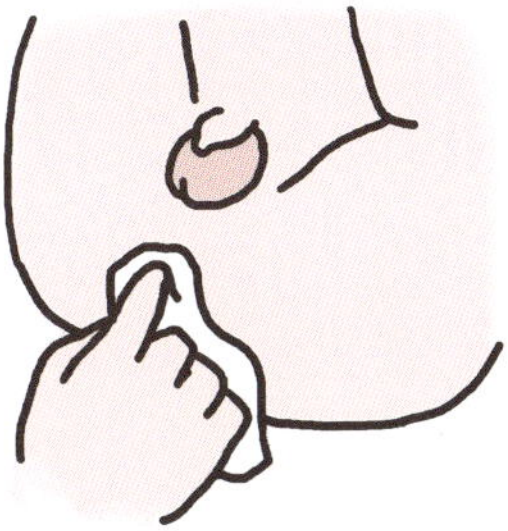

うんちをしたあとは、特に入念にふきます。うんちが包皮内に入ると、オチンチンに炎症を起こすことがあります。

オチンチンにやさしいおむつ替え

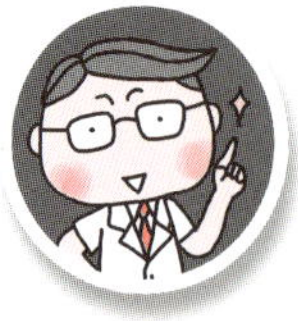

男の子のおむつ替えのとき、だれもが経験するのがおしっこの噴水です。おむつを外《はず》してもらった解放感からか、気持ちよさそうにぴゅーっと出てきて、手や顔にかけられることもあります。

かけられないようにするためには、あらかじめティッシュやガーゼをオチンチンにかぶせておいてもよいでしょう。勃起《ぼっき》時におしっこが出ることも多いので、オチンチンが大きくなっていたら、おむつ替えはしばらく待ってもよいかもしれません。

おむつ替えで一番困るのは、おしっこがもれ出してしまうことです。男の子におむつを当てるときは、必ずオチンチンを下に向けてから、おむつをかぶせるようにしましょう。

布おむつは、前のほうを少し折り返して厚めにすると、おしっこがもれにくくなります。女の子では、反対に後ろを厚くします。

紙おむつは、サイズの合ったものを使い、もれ防止用の立体ギャザーがあるものは、ギャザーでおしりを包みこむようにします。それから、おまたの下の部分にすきまができないように、おむつを引き上げたあと、足のまわりのギャザーが内側に折れていないことを確認します。

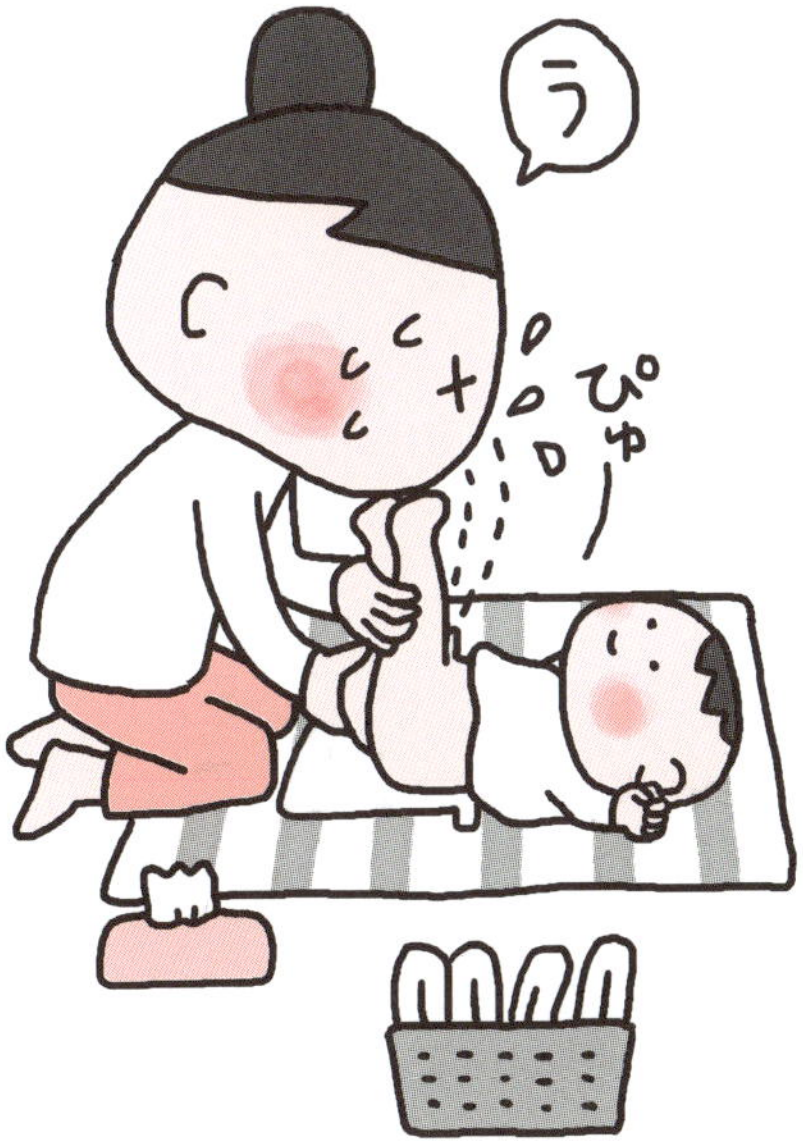

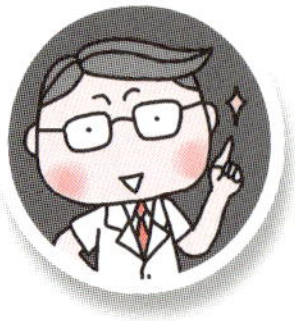

かかりつけの医師選び

子どもの病気は、いつも突然始まります。いざというときにあわてないためにも、頼りになるかかりつけの医師を決めておきたいものです。病気やケガによっては、専門医に診てもらうことが必要ですが、お子さんのかかりつけの医師となると、やはり基本的には小児科医《しょうにかい》になります。

医師選びのポイントは次のようなことです。

まずは、家から近いところにあって通院しやすいこと。または、保育園や幼稚園の近くにあって、行き帰りに都合がよいこと。遠かったり、アクセスが悪かったりする医療機関だと、親やお子さんの負担が大きくなります。

また、診察日や診察時間などの面で無理なく通えること。特に、夫婦共働きの家庭や母子家庭、父子家庭では、土曜日や平日の夜間なども診察しているところだと安心です。

それから、待ち時間が長くなりすぎない医療機関であること。予防接種などでは予約が取れるところも好ましいといえます。

医師とのコミュニケーションも重要です。質問にていねいに答えてくれて、よく話を聞いてくれる医師がよいでしょう。医師と相性が合わないこともあるので、予防接種などでようすを見たり、試しに受診してみたり、お母さん仲間と話し合ったりしながら決めていくのがよいでしょう。

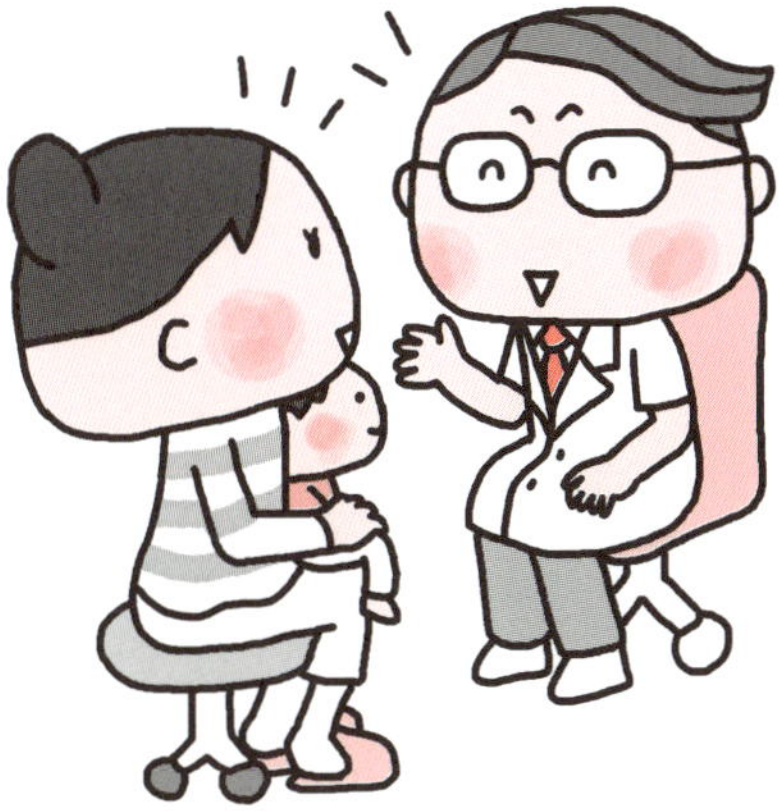

何科で受診したらいいか迷うとき

「子どもが病気にかかっているかも……。でも、何の病気かわからないし、何科で受診したらいいかもわからない！」

そのようなときのためにも、かかりつけの医師を持つようにしておきましょう。その医師の判断で必要があれば、適切な専門医のいる医療機関を紹介してもらえるでしょう。また、一刻を争うような状況なら、救急車を手配してもらえます。

お子さんのオチンチンやタマタマのようすが変だと思ったら、泌尿器科《ひにょうきか》の医師に診てもらってください。でも、よくわからないなら、かかりつけの医師に相談してもよいでしょう。

精巣捻転《せいそうねんてん》といった病気は、少しでも早く処置しなければならず、手術が必要です。あらかじめ、かかりつけの医師に聞くなどして、手術ができる泌尿器科や小児泌尿器科《しょうにひにょうきか》の医療機関の場所などを確認しておきましょう。

すみやかに救急車を手配すべき症状

- 陰嚢《いんのう》のあたりを突然痛がるようになった。
- くちびるの色が紫色で、呼吸が弱い。
- 頭を痛がって、けいれんがある。
- 頭を強くぶつけて、出血が止まらない、意識がない、けいれんがある。
- 激しい咳《せき》やゼーゼーして呼吸が苦しく、顔色が悪い。
- 激しい下痢《げり》や嘔吐《おうと》で水分が取れず、食欲がなく意識がはっきりしない。
- 激しいおなかの痛みで苦しがり、嘔吐が止まらない。
- うんちに血が混じった。
- 手足が硬直している。

ほか

（消防庁パンフレット「救急車を上手に使いましょう」をもとに作成）

関連ページ⇨p.144

男の子のパンツいろいろ

男の子がはくパンツの代表的なタイプをあげました。タママは暑いのが苦手なので、ある程度、ゆったりしたパンツが好ましいでしょう。

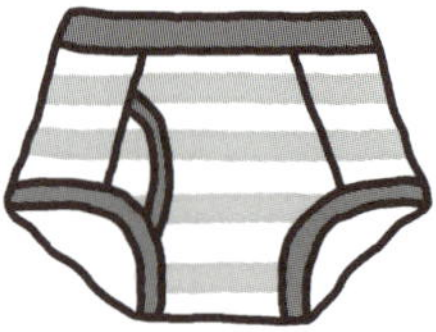

ブリーフ

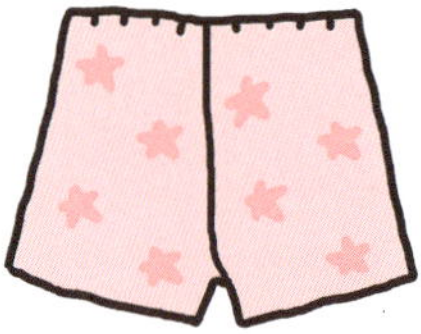

トランクス

ボクサーブリーフ

ブリーフ……昔から、子どものパンツの定番。伸び縮みする生地で密着性があって、肌《はだ》にフィットするため、オチンチンが安定します。

トランクス……ジョギングパンツのような形で、通気性に富んでいます。風通しがよいので、暑いときにはタママにやさしい。

ボクサーブリーフ……素材はブリーフ、形はトランクスのようなパンツ。ボクサーとか、ボクサーパンツなどとも呼ばれます。

第2章

これで解決！

オチンチンの悩み Q&A

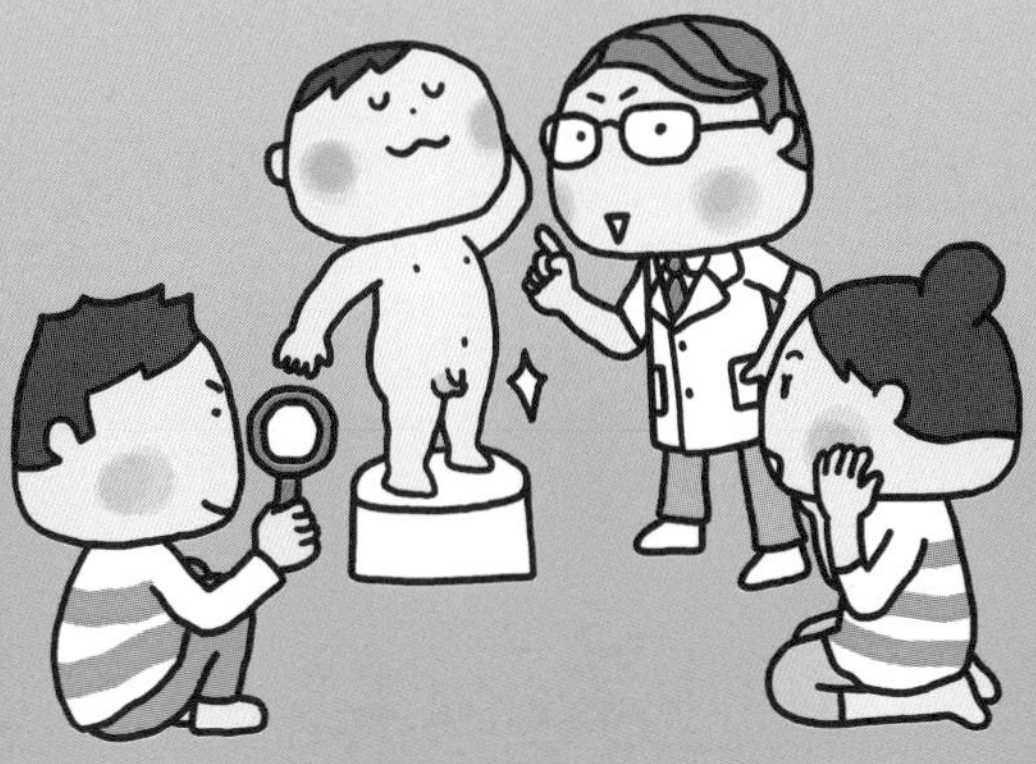

オチンチンについてのさまざまな悩みや疑問を取り上げ、
わかりやすく解説しています。

夫がオチンチンのことは放っておけばいいと言うのですが……

昔は、ごく自然に、年長のガキ大将など、近所のだれかが性や体のことについて教えてくれたものです。でも、時代は変わり、今はそういう人はあまりおらず、それどころか、今の子は学校の先輩や友だちとも、そういったことについてあまり話さなくなっています。

お子さんが思春期に入って悩まないために、だれかが教えたりしなければならないとしたら、その最適な人といえば父親と母親でしょう。

特に、お母さんは、子どもと接している時間が長く、きわめて重要な存在です。まずは、お母さんが子どものオチンチンを見て、勉強して、適切な対応を考えてあげてください。

Q 包茎《ほうけい》って、オチンチンによくないの？

A

子どものオチンチンの多くは、亀頭部《きとうぶ》が完全に包皮《ほうひ》におおわれている「包茎《ほうけい》」の状態です。包皮をむけば、汚れを取って清潔にすることができるので問題ありません。また、「むきむき体操」を続ければ、必ず、包皮をずらして亀頭部が容易に露出できる状態になります。

包茎のうち、亀頭部がまったく露出できないものを「真性包茎《しんせいほうけい》」といい、普段は包皮がかぶっていても、包皮をずらせば冠状溝《かんじょうこう》までむけた状態になるものを「仮性包茎《かせいほうけい》」といいます。

真性包茎は手術をしなければならないという医師もいますが、思い立ったときから包皮をむき続けていれば、必ず仮性包茎にできます。

関連ページ⇨p.40〜43

生まれてすぐに包茎《ほうけい》手術をするほうがいいの？

外国には、オチンチンの先の皮を切る割礼《かつれい》の風習が残されているところがあります。また、日本にも、赤ちゃんのうちから包茎《ほうけい》手術をしたほうがよいと考える医師もいます。

でも、赤ちゃんはみんな、亀頭部《きとうぶ》が包皮《ほうひ》で保護された包茎の状態で生まれてきます。そもそも、包茎は病気ではありません。早いうちから包茎手術をしたために、ほかの子とオチンチンのようすが違い、それを気にしてしまう子もいるなど、包茎手術にはマイナス面も見受けられます。

手術の必要はありませんが、包皮をむくことには、亀頭部を清潔に保てて、病気にかかる可能性が低くなるなどの利点があります。早くからむけるようにしておくことは、清潔面からいえば大事なので、「むきむき体操」を実践して、包皮をむいてもどすトレーニングを続けることをおすすめします。

なお、ステロイド軟膏《なんこう》という薬があり、包皮口《ほうひこう》の皮膚《ひふ》をやわらかくして、伸びやすくするために使われることがあります。ただ、ステロイドを使っても、「むきむき体操」をしなければむけませんし、ステロイドを使わなくても皮膚は伸びます。ステロイドには包皮と亀頭部の癒着《ゆちゃく》をはがす効果はないので、積極的に使う理由はないでしょう。

まずは、薬なども何も使わず、手で包皮をむくトレーニングを始めてください。

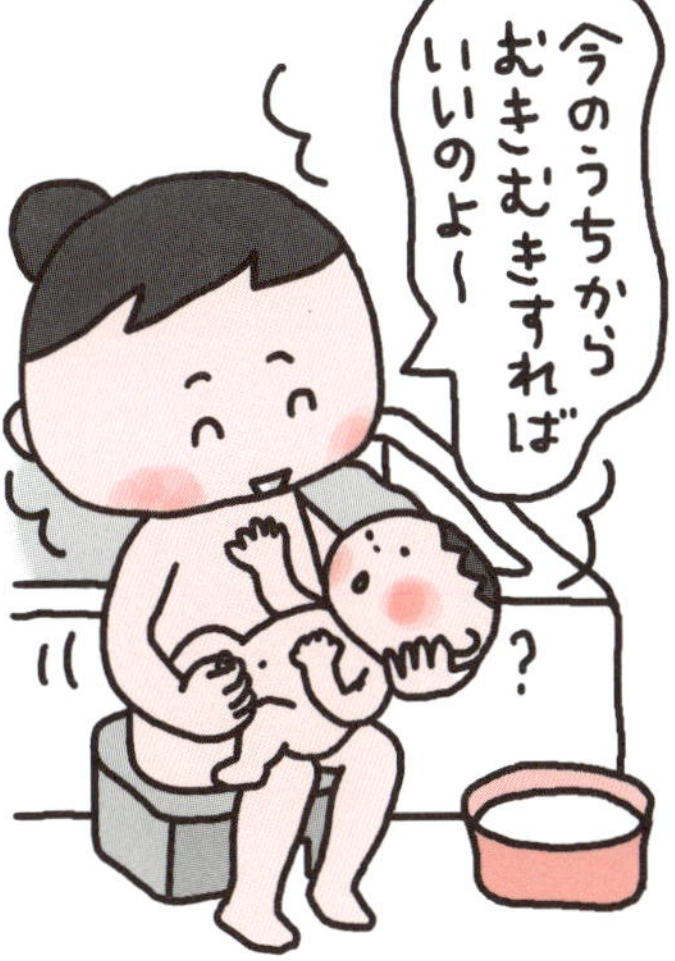
今のうちから
むきむきすれば
いいのよ～
？

関連ページ⇨p.44～53

小学生になっても包茎《ほうけい》なら、手術が必要なの？

小学生やそれ以下の年齢であれば、ほとんどの場合、手術は不要です。手術が必要な包茎《ほうけい》は、炎症を繰り返した結果、皮膚《ひふ》がかたくなってしまった場合（瘢痕《はんこん》状態）に限られます。

小さいうちから、「むきむき体操」を実践すれば、必ずオチンチンの包皮《ほうひ》はむけるようになります。むけるようになると、簡単に洗えて、清潔にできるので、病気にかかる可能性を低くすることができます。亀頭包皮炎《きとうほうひえん》、陰茎《いんけい》がんなど、男性特有の病気にかかりにくくなります。

「むきむき体操」は、小学生から始めてもだいじょうぶです。「思い立ったが吉日」という言葉もあるので、さっそくトレーニングを始めましょう。

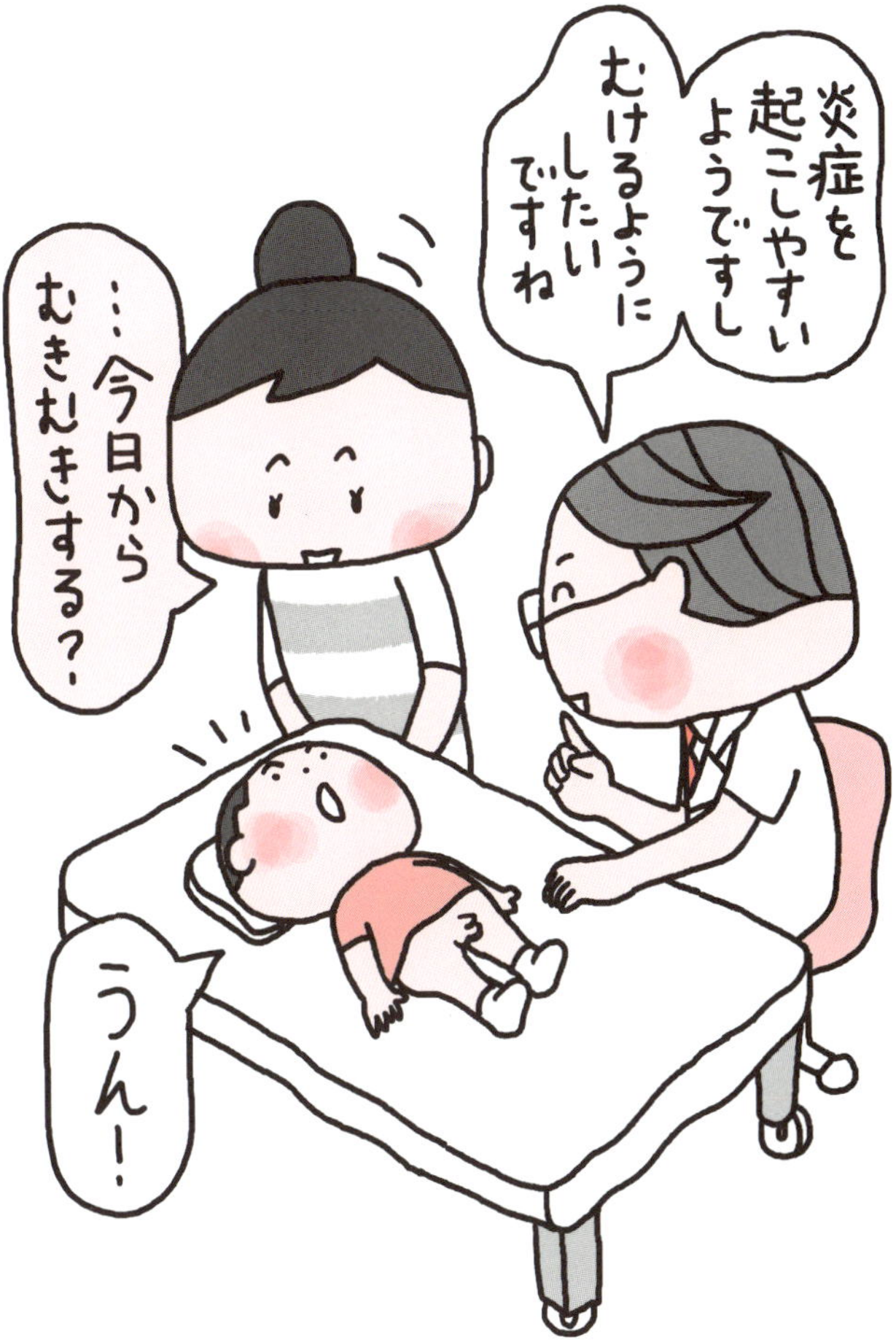
炎症を起こしやすいようですし
むけるようにしたいですね
…今日からむきむきする？
うん！

関連ページ⇨p.44〜53

包茎《ほうけい》手術の広告に注意！

インターネットや雑誌などでは、オチンチンの包茎《ほうけい》手術の広告をよく見かけます。「包茎」という文字でインターネット検索をすると、二千万件以上ものヒットがあります。それほど、包茎について興味を持っている人や悩んでいる人が多いということです。

昔は、包茎手術が今よりも多くおこなわれていて、お父さんの中には手術を経験した人もいるでしょう。

でも、今では、子どもに包茎手術をすすめる医師はほとんどいなくなりました。手術をすすめる医師は少し時代遅れです。

オチンチンの状態は仮性包茎《かせいほうけい》であれば問題ないし、勃起《ぼっき》時に五センチの大きさがあれば、性交の面でも十分です。

包茎手術のほか、男性器を大きくする手術などでも、料金や手術後の後遺《こうい》症《しょう》などといったトラブルも少なくありません。大げさな宣伝文句を鵜呑《うの》みにしないほうがよいでしょう。

Q 「むきむき体操」は何歳から始めればいいの？

A 始めるのは何歳からでもかまいません。赤ちゃんのときから始めてもよいですし、保育園や幼稚園に入るころからでも、小学生になってからでもだいじょうぶです。ただ、男の子が一生つきあうオチンチンのトレーニングですから、やると決めたら、早いほうが好ましいです。生まれてすぐのほうが親としては楽ですし、生後六か月をすぎると、寝返りを打ったりしてやりにくくなります。また、大きくなるほど亀頭部《きとうぶ》への刺激をいやがります。でも、すぐに慣れるので、「かっこいいオチンチンになろうね」とか、「さすが男だね」などと言って、励ましたり、ほめたりしながら続け、つらさに耐えさせましょう。小学生になり、オチンチンをさわらせなくなったお子さんであれば、この本を見せて、自分でやらせてください。

オチンチンの皮って、むくときに痛くないの？

オチンチンの皮（包皮《ほうひ》）と亀頭部《きとうぶ》が癒着《ゆちゃく》しているお子さんは、包皮をむいて亀頭部との癒着をはがすときに痛い思いを経験します。ですから、けっして無理をしてはいけません。毎日、「むきむき体操」を繰り返して、一週間に一ミリずつ癒着をはがすようにしてください。

包皮をむくと、亀頭部が出てきます。初めてむくお子さんの場合、亀頭部はまだ刺激に慣れていないので、ちょっと触れただけで痛がったり、いやがったりする子もいます。

お子さんの亀頭部は、それまで一度もさわられたことがないため、ちょっと触れただけで痛いと感じるのです。しかし、毎日のおむつ替えや入浴のたびにさわり続ければ、必ず慣れます。これに慣れなかったら、将来、セックスはとてもできません。刺激に耐えるトレーニングは、大人になるためのトレーニングでもあるのです。

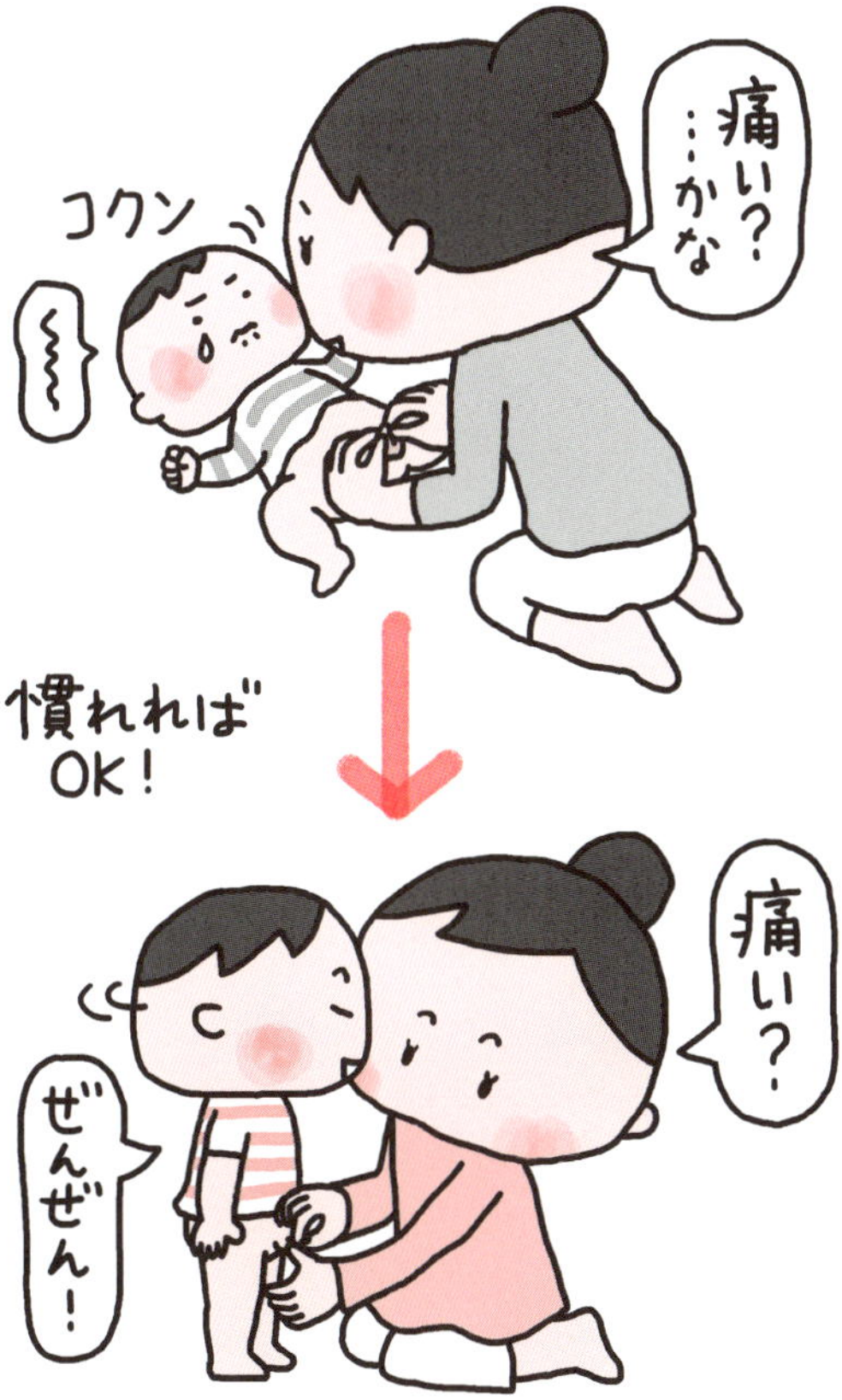
痛い？…かな
コクン
〜〜〜
慣れればOK！
痛い？
ぜんぜん！

Q オチンチンの皮はどうやってむくの？

A

お母さんがむいてあげる場合、赤ちゃんであればおむつ替えのとき、パンツをはくような年齢であればお風呂でやりましょう。

まず、両手の親指と人さし指でオチンチンの根元を持って、包皮《ほうひ》をゆっくり下げるようにしてください（図1）。まだ包皮口《ほうひこう》が小さいので、亀頭部《きとうぶ》が見えるまでには少し抵抗があるかもしれません。力を入れて押しこんでいくと亀頭部が見え、おしっこが出てくる外尿道口《がいにょうどうこう》が確認できるはずです（図2）。もう少し力を入れると、亀頭部がさらにあらわれます（図3）。亀頭部の露出する割合を少しずつ増やしましょう。そして、最後に忘れずに、包皮がかぶった元の状態にもどします（図4）。

やり続けていると、図3のときに亀頭部が完全に露出し、包皮が翻転《ほんてん》（ひっくり返ること）できる状態になります。

でも、痛がるようなら途中でやめて、けっして無理にむいたりしないことが大事です。

お子さんが自分でむく場合も要領は同じです。三〜五歳くらいになれば、お風呂のときに自分でむいて洗ったり、トイレでむいておしっこをしたりするように教えましょう。

1

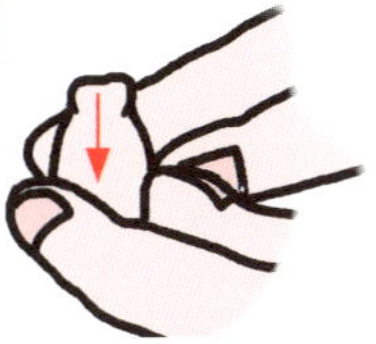

オチンチンの根元をつまんで、包皮を下げる。

2

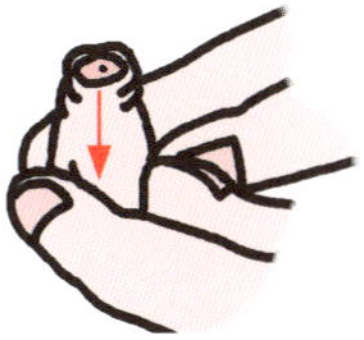

押しこむと亀頭部が少し見え、外尿道口も見える。

3

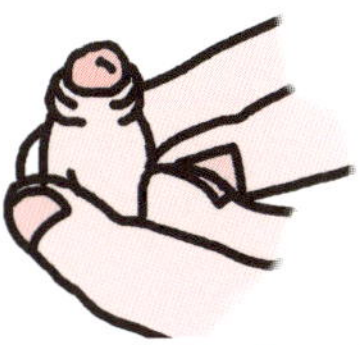

包皮がむけ、亀頭部がさらにあらわれる。

4

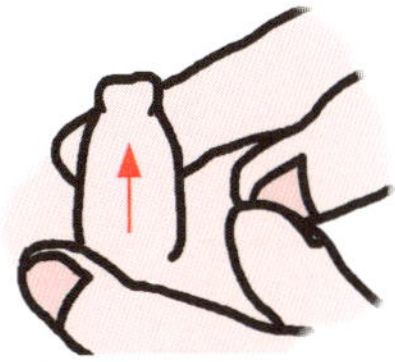

忘れずに、包皮がかぶった元の状態にもどす。

関連ページ⇨p.44〜53

Q まだ「むきむき体操」の初期で、亀頭部《きとうぶ》をふくと痛がるのですが……

A

「むきむき体操」でオチンチンの包皮《ほうひ》をむくのは、清潔にすることが第一の目的です。包皮をむき始めたら、毎日、お手入れして、清潔にしておきたいものです。

でも、最初のころは、亀頭部《きとうぶ》が刺激に慣れていません。とても敏感になっているので、多くの子はちょっと触れられただけでも痛く感じるものです。亀頭部が刺激に慣れるまでは、ガーゼやタオルでやさしくふいてください。

オチンチンを洗うとき、最初のうちは石けんを使わないでください。亀頭部と包皮のすきまに石けんが残り、炎症を起こしてしまうことがあります。亀頭部が冠状溝《かんじょうこう》まで全部出せるようになったら、体のほかの部分と同じように、石けんで洗ってもだいじょうぶです。
「最初はチクチクするけど、だんだん慣れるから、ちょっとがまんしようね」などと話し、少しずつさわったり、こすったりする回数を増やしていくと、必ずいやがらなくなります。

個人差もありますが、痛さを感じなくなるまでには時間がかかります。無理してゴシゴシふいたりせずに、少しずつ慣れさせましょう。三～五歳くらいになったら、自分でむいて洗えるように教えてあげてください。

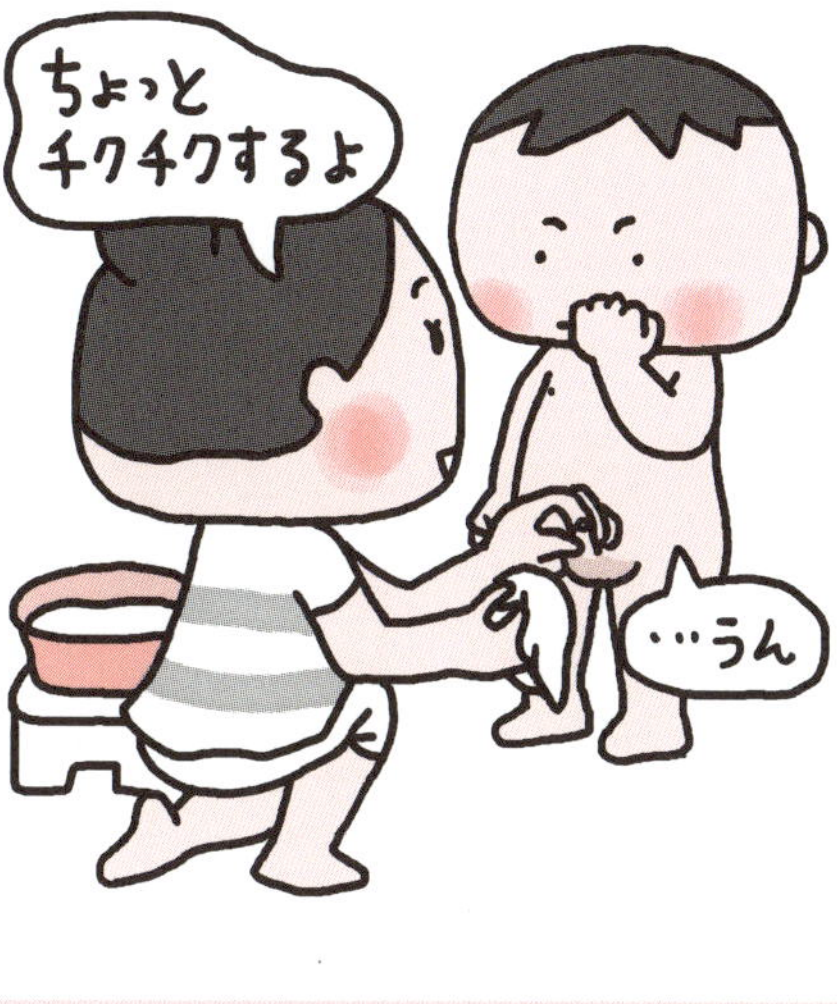

皮がむけるようになったのに、またくっついちゃったの……

「むきむき体操」をやって、オチンチンの包皮《ほうひ》が全部むけるようになっても、一日むかないでいると、包皮が亀頭部《きとうぶ》に癒着《ゆちゃく》してしまうことがあります。

ですから、一度むけるようになったからといって、それで終わりにしてはいけません。おむつ替えやお風呂のときなどの皮むきトレーニングは習慣にしてください。

お子さんが幼稚園や小学校に通うようになったら、自分でオチンチンの皮をむいて、おしっこをしたり、洗ったりできるようになるでしょう。

「むきむき体操」に反対する医師

「むきむき体操」に否定的で、オチンチンの皮むきトレーニングをすすめない医師もいます。そういった医師たちは、一度も包皮《ほうひ》をむいたことがなく、オチンチンもちゃんと洗えない若者が少なくないという現状をよく知らないのかもしれません。

包皮をむいて洗ったことがないオチンチンは不潔になりがちで、どうしても清潔面で問題をかかえやすくなります。

また、清潔面だけでなく、むいたことがないまま成人になったことで、悲しい思いをする人もいます。むいて刺激に耐えるトレーニングをしてこなかった男性が初めての性交で激痛を味わい、それ以来、インポテンツ（勃起不全《ぼっきふぜん》）になり、セックスができなくなったケースもあるのです。

男の子として生まれた以上、オチンチンとは一生つきあっていく必要があります。オチンチンの正しい扱い方を、今のうちから、少しずつ教えていってください。

Q よその子よりも、オチンチンが小さいみたいなのですが……

A

親というものは、何かにつけ、自分の子をよその子と比べてしまいがちです。でも、人はいろいろな個性を持って生まれてきます。「同じがいい」ではなく、「この子のここがいい」と、お子さんのいいところを発見するように心がけましょう。

お子さんを見れば、よその子と同じところは一つもないのです。体やオチンチンが大きくても小さくても、ハイハイし始める時期が早くても遅くても、すべてが個性だと思って受け入れるのが大事です。

オチンチンについても、ほかの子より小さいのではないかと、悩んでしまうお母さんがいます。そんなお母さんには、「女性は、パートナーをオチンチンのサイズで選びませんよね？」と聞きたくなります。

子どものときは皮下脂肪が多いため、おなかの皮下脂肪にかくれて、オチンチンが小さく見えることが多いのです。試しに、オチンチンの周囲を手で押してみれば、オチンチンが飛び出して、大きく見えることがわかります。オチンチンの海綿体《かいめんたい》の大きさをきちんと調べると、見た目ほど、実際のオチンチンの大きさには差がないことがわかります。

オチンチンの見た目と実際の違い

（タマタマ袋は描いていません）

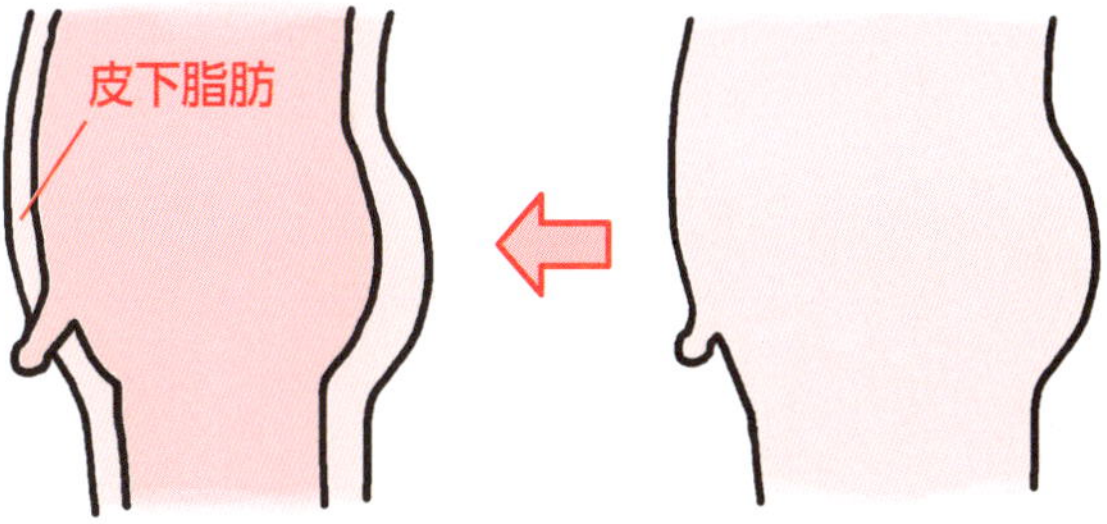

オチンチンは皮下脂肪にうもれていて、見えなかっただけ。

オチンチンがとっても小さく見える。

関連ページ⇨p.12〜13

オチンチンの標準サイズ

子どものオチンチンが標準より小さいと心配するお母さんがいますが、オチンチンの役割をもう一度、よく考えてみましょう。

尿《にょう》を排泄《はいせつ》することと、性交時に射精《しゃせい》することがオチンチンの役割ですから、それができるならば、そのサイズが標準といえます。

つまり、オチンチンの大きさは、大人になって勃起《ぼっき》したとき、五センチあれば十分です。おしっこをするのにも、セックスをするのにも困ることはありません。

「持ち物」の大小よりも、「持ち主」の資質のほうがずっと大事です。お子さんの人としての資質に目を向け、それを高める教育をほどこしてください。

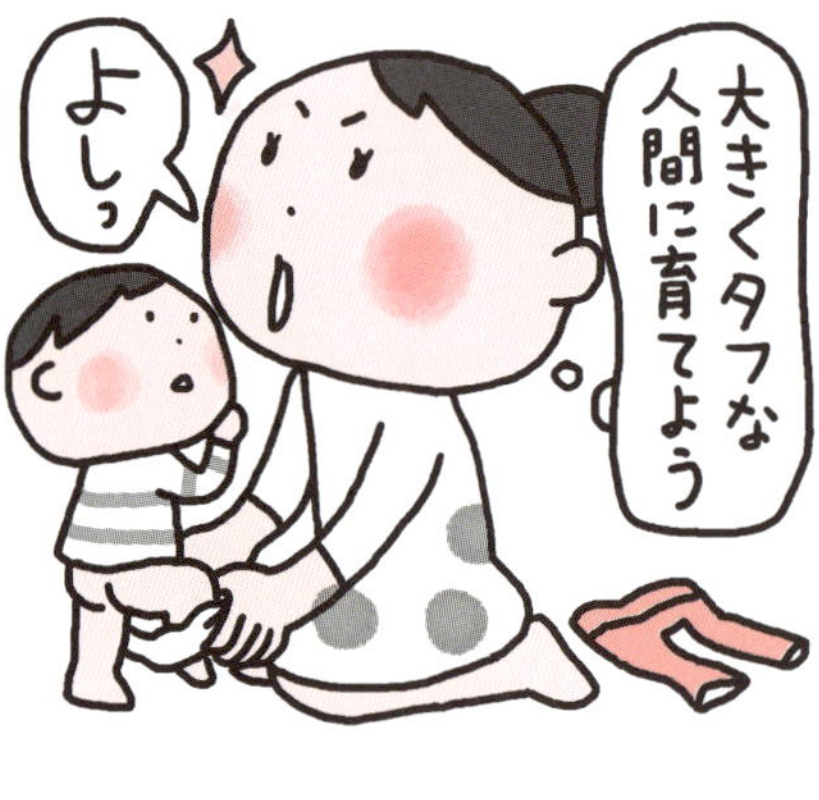

Q うちの子のオチンチンは、よその子と色が違うのですが……

A

オチンチンの色や形や大きさは、みんな違います。タマタマも同様に、人によって少しずつ違うものです。どうしても、ほかの子と比較して心配しがちですが、それもお子さんの個性と考えましょう。

ですから、オチンチンやタマタマの色がちょっと黒いとか、形が少し変わっているとか、ほかの子と違っていても、心配することはありません。

ただし、オチンチンの先が赤くなるのは一～五歳くらいの子によく見られ、亀頭包皮炎《きとうほうひえん》の可能性があります。また、タマタマが紫色や濃い赤色といった特殊な色をしている場合は、ほかの病気の可能性があるので、泌尿器科《ひにょうきか》に連れて行ってください。

関連ページ⇨p.136

Q トイレの便器の周囲がおしっこでぬれているのですが……

A

オチンチンに包皮《ほうひ》がかぶった状態でおしっこをすると、まっすぐ飛ばないことがあります。右や左へ飛ぶこともあって方向が定まらず、左右に分かれて飛ぶことさえあります。思わぬ方向に飛んだりするので、子どもが便器の周囲を汚してしまうのは仕方がないのです。

原因は、亀頭部《きとうぶ》の先の外尿道口《がいにょうどうこう》が包皮でさえぎられていることにあります。包皮をむいて、外尿道口を露出させた状態でおしっこをすれば、まっすぐ飛ぶようになるはずです。指先をじょうずに使えるような年齢になったら、自分でむいておしっこをする習慣をつけさせましょう。まだむけない子の場合は、便器にできるだけ近づいておしっこをさせると、ある程度は防げます。

包皮《ほうひ》をむいていない男の子

包皮が外尿道口をさえぎり、おしっこが出るのをじゃましている。

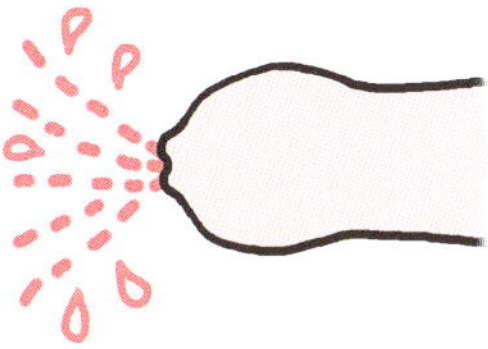

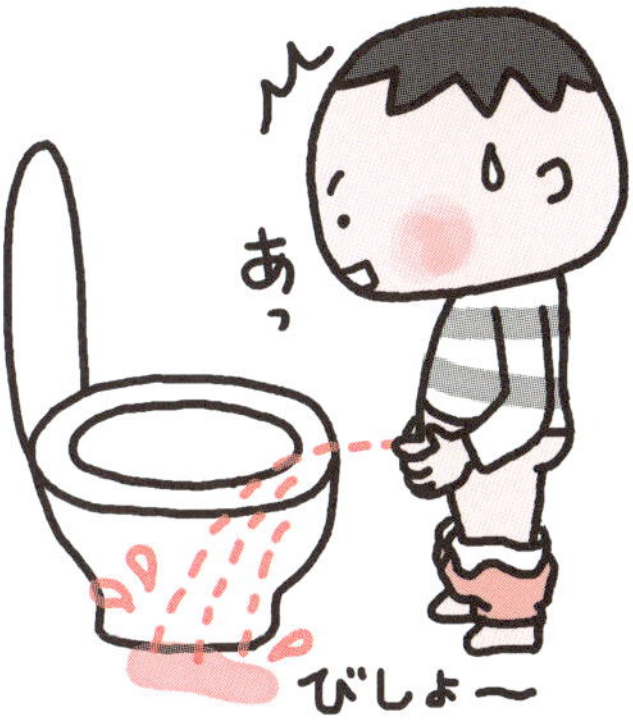

おしっこがまっすぐ飛ぶとは限らず、便器や周囲を汚してしまう。

包皮《ほうひ》をむいている男の子

外尿道口が露出しているので、包皮にじゃまされていない。

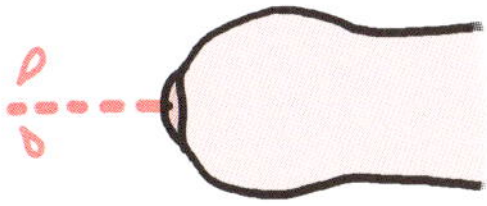

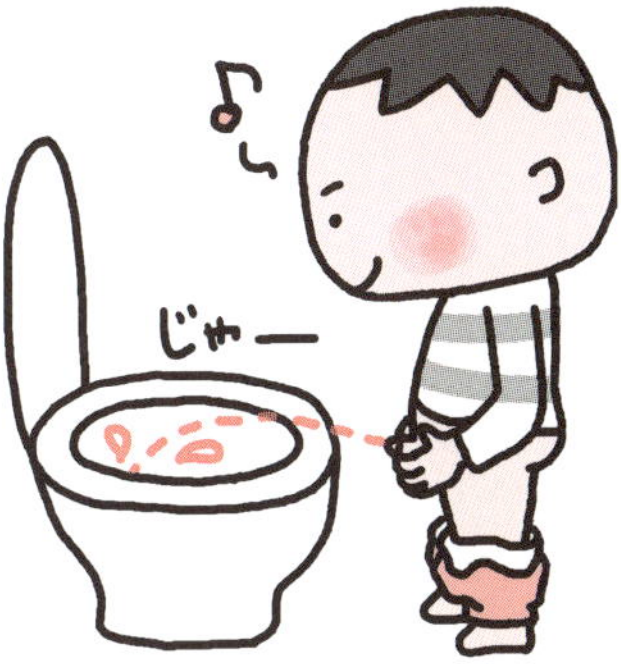

おしっこがまっすぐ飛び、便器や周囲を汚すことが少ない。

トイレを汚すので、座っておしっこをさせていますが……

立ったままでするおしっこ、いわゆる「立ちション」をすると、座ってするときよりもトイレを汚しやすいことは確かです。

大人でも、包皮《ほうひ》をむいておしっこをすることを知らないで、トイレを汚している人が少なくありません。子どもの場合は、オチンチンが包茎《ほうけい》であることが多く、便器の中におしっこを命中させることは、大人よりもずっと難しいのです。

その点、座っておしっこをさせれば、トイレを汚す可能性は低くなります。でも、立ちションができない子どもになってしまうと、何かと困ることもあります。立ったままなら手早くすませられますが、座ってだと、パンツやズボンの上げ下げに手間がかかり、時間も余計にかかってしまいます。

それから、学校の男子トイレでは、個室に入ると、うんちをしていると思われるため、立ったままおしっこができない子は、はずかしくてトイレに行けなくなることさえあるようです。

うんちがはずかしいというのは論外の話ですが、みんなと同じように、立ったままおしっこができるようにトレーニングしましょう。立ったままだと、おしっこの色や量が目に見えるので、お子さんが自分の健康状態を知る手がかりにもなります。また、汚してしまったときに、ちゃんと掃除をする習慣を身につけさせましょう。

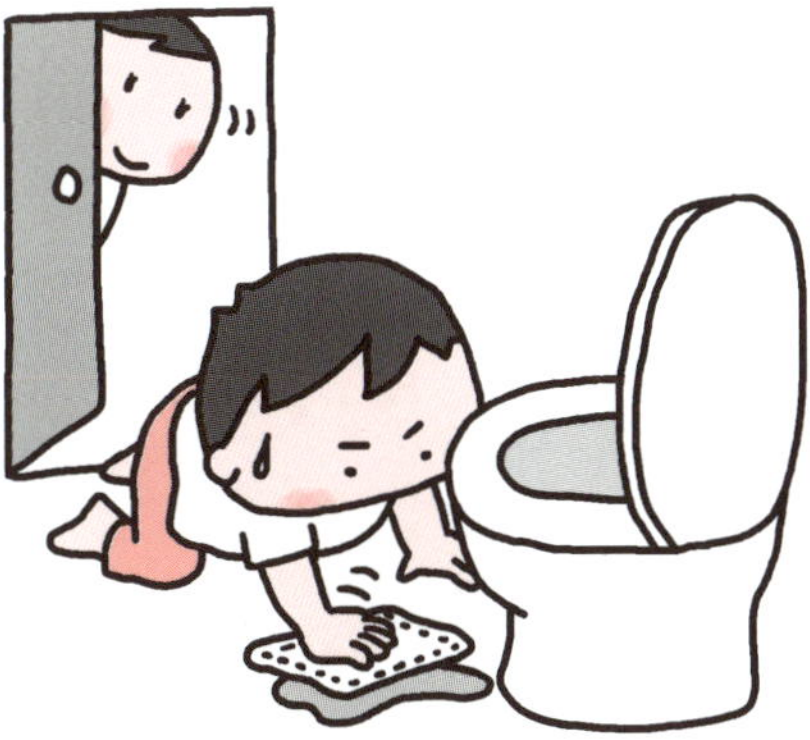

関連ページ⇨p.84

Q おしっこをしたのに、なぜ、パンツがぬれているの？

A

理由はいくつか考えられます。

まずは単純に、包皮《ほうひ》をむかずに排尿《はいにょう》したため、包皮の中に尿《にょう》が残った状態でパンツをはいてしまう場合です。むいておしっこをすれば包皮内におしっこが残らないので、自分でむいてできるようにトレーニングしていきましょう。

それから、尿道《にょうどう》の中に、おしっこが残っていた可能性もあります。おしっこを出し終えたあと、オチンチンをよく振って、おしっこをしっかり落とすように習慣づけさせてください。

また、おしっこをしているときに、オチンチンの裏側にある尿道がパンツで圧迫され、おしっこが全部出なかったことも考えられます。もう終わりだと思って、お子さんがオチンチンを引っこめた瞬間、パンツの圧迫がなくなって、おしっこがもれ出てしまうのです。パンツの前あき穴、またはゴムをもっと強く押し下げてから、おしっこをするように教えましょう。

おしっこが全部出るような オチンチンとパンツの関係

それぞれの図の右は、オチンチンの中の尿道がパンツに圧迫されるので、おしっこが残りやすく、左は、尿道の圧迫がないので、おしっこが全部出る。

パンツの前あき穴から出す方法

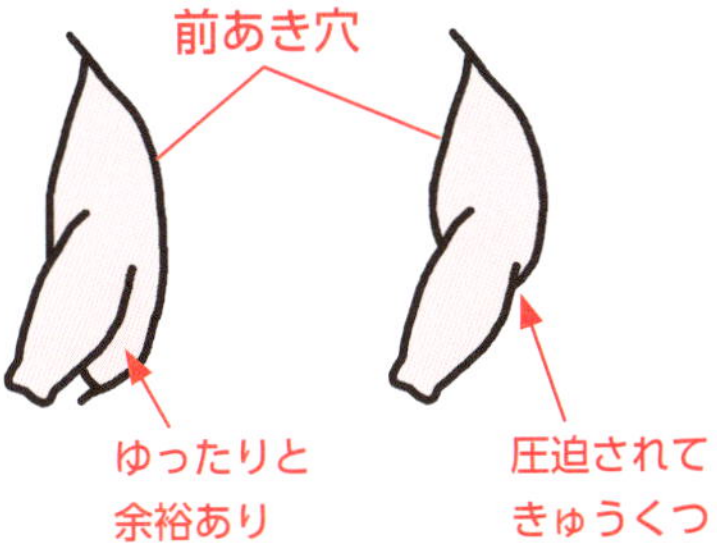
前あき穴
ゆったりと
余裕あり
圧迫されて
きゅうくつ

パンツのゴムの上から出す方法

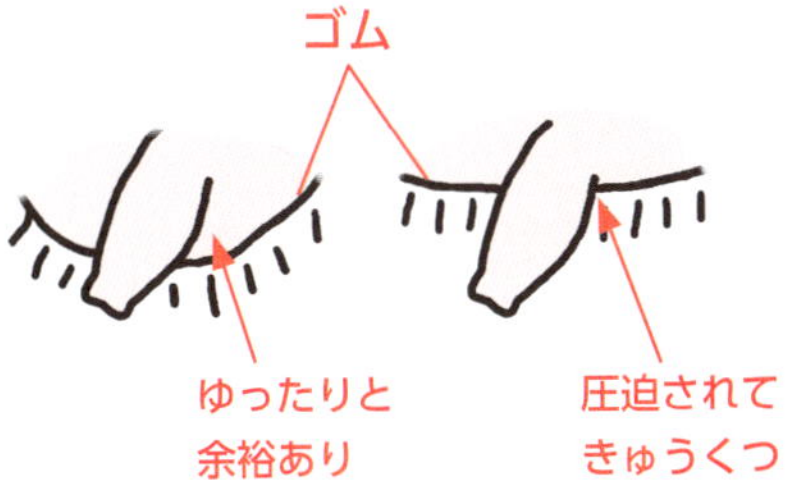
ゴム
ゆったりと
余裕あり
圧迫されて
きゅうくつ

息子がいつもオチンチンをさわっているのですが……

おむつ替えのとき、赤ちゃんがオチンチンをさわるのは、遊び道具の一つにしていて心配はないのですが、ほかの原因がないかをチェックしてください。

男の子がオチンチンをさわる原因で多いのはかゆみです。性的快感を得るためではありません。

かゆみの原因は、たいていはオチンチンを不潔にしているからで、包茎《ほうけい》がその理由になっていることが多いのです。入浴のときなどに、お子さんのオチンチンの包皮《ほうひ》をむいてチェックし、汚れがたまっていたり、赤くなっていたりしたら、きれいに洗い流しましょう。亀頭包皮炎《きとうほうひえん》や陰嚢《いんのう》の湿疹《しっしん》が原因になっていることもあります。くれぐれも清潔を心がけてください。

かゆみがなくても、ついついオチンチンをさわるくせがついてしまっている男の子もいます。

さわっていると大人が関心を示してくれることを知っていたり、なんとなく気分が落ちついたりすることから、さわってしまうのです。心配することではありませんが、オチンチンは人前でさわるものではないと繰り返し言い、しつけていきましょう。

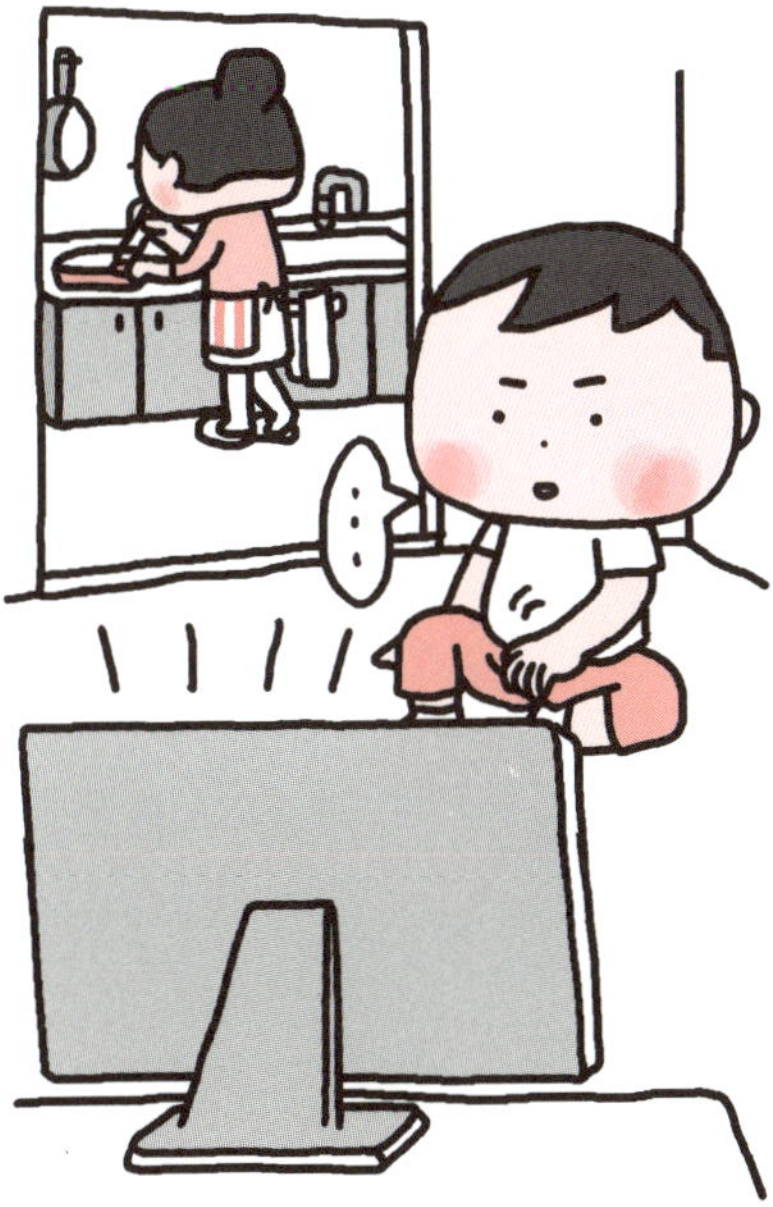

関連ページ⇨p.136、154

生まれたばかりなのに、オチンチンが勃起《ぼっき》するのは病気？

これはごく普通のことです。病気ではないので、まったく心配する必要はありません。

赤ちゃんのおむつを替えたり、オチンチンをふいたりするときに、かたく大きくなることがあるように、オチンチンは刺激を与えるだけでも勃起《ぼっき》します。でも、性的な意味での勃起ではないので、安心してください。

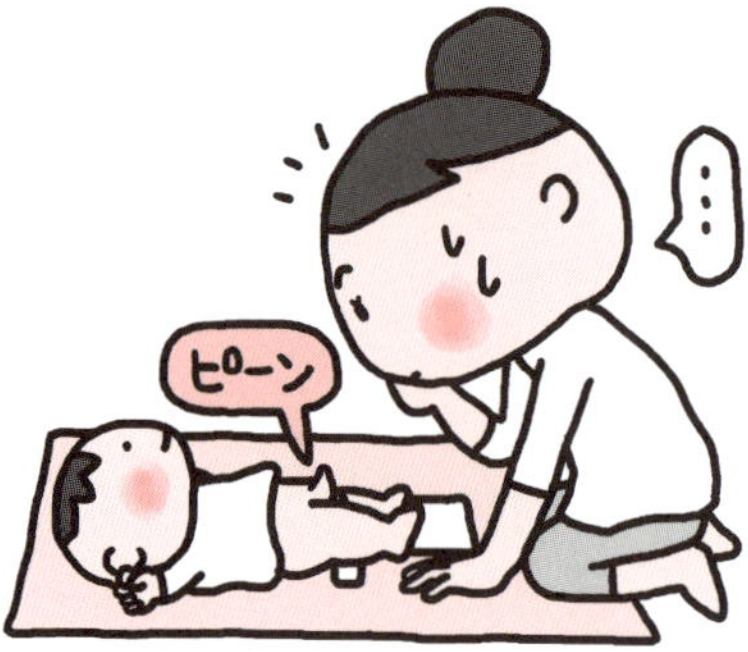

朝のオチンチンの不思議

朝、お子さんが起きてきたとき、オチンチンが大きくなっているのに気づくことがあるでしょう。

まだ小さい子なので、エッチな夢を見たからではありません。不思議に思うかもしれませんが、赤ちゃんや子どもだけでなく、男性なら大人でも同じように勃起《ぼっき》します。

寝ていると、眠りの深い時間帯と浅い時間帯が、ある周期で交互に繰り返されます。眠りの浅い時間帯になると、勃起神経が刺激されて勃起することがあるのです。

これは「朝立ち」とも呼ばれますが、昼寝をしたときにも見られます。問題ないばかりか、元気な証拠とも考えられているので、まったく心配ありません。

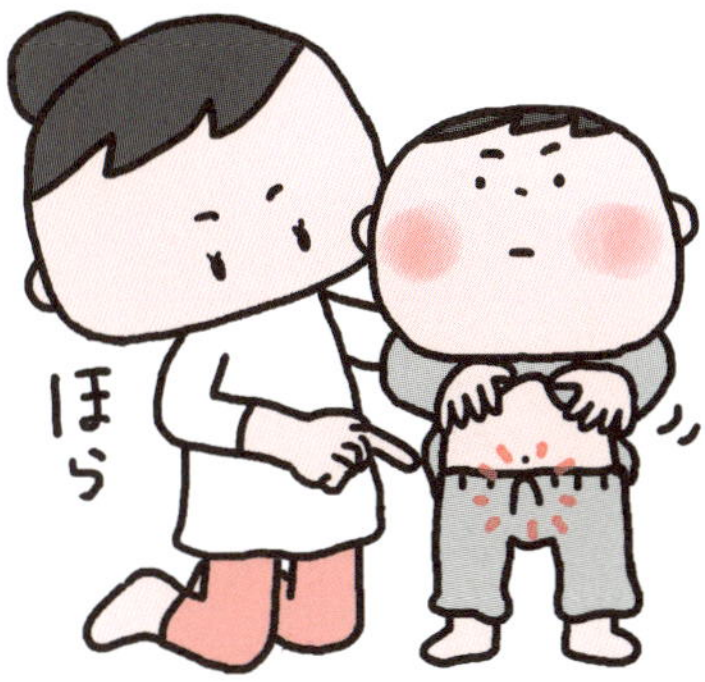

Q おむつ外《はず》しを成功させる秘訣は？

A

おしっこやうんちが出る前に、たまったことを感じ取り、自分でトイレに行くことができたり、声や態度で「トイレに行きたい」と伝えられるようになると、赤ちゃんのおむつが外《はず》れます。でも、おむつ外しの時期には個人差があるので、あせってがんばりすぎないでください。

二歳ぐらいまでは反射的に排尿《はいにょう》していますが、しだいに神経が発達し、尿《にょう》意《い》を感じられるようになって初めて、意識的におしっこを出したり、がまんしたりすることができるようになります。それまでは、どんなに親ががんばっても、おむつを外すことはできません。

おむつ外しをすすめるには、さまざまなやり方があります。

たとえば、おしっこが出そうなころあいを見はからい、「おしっこかな?」などと声をかけて、トイレに座らせてみます。おしっこをしてしまったあとでもかまいません。「こんどは、うんちかな?」などと言って、おしっことうんちはトイレでするものだということを教えていきましょう。

おむつを外す時期と「むきむき体操」の開始時期を一緒にすると、お子さんが排尿すること自体をいやがるようになるので、一緒にしないようにしてください。

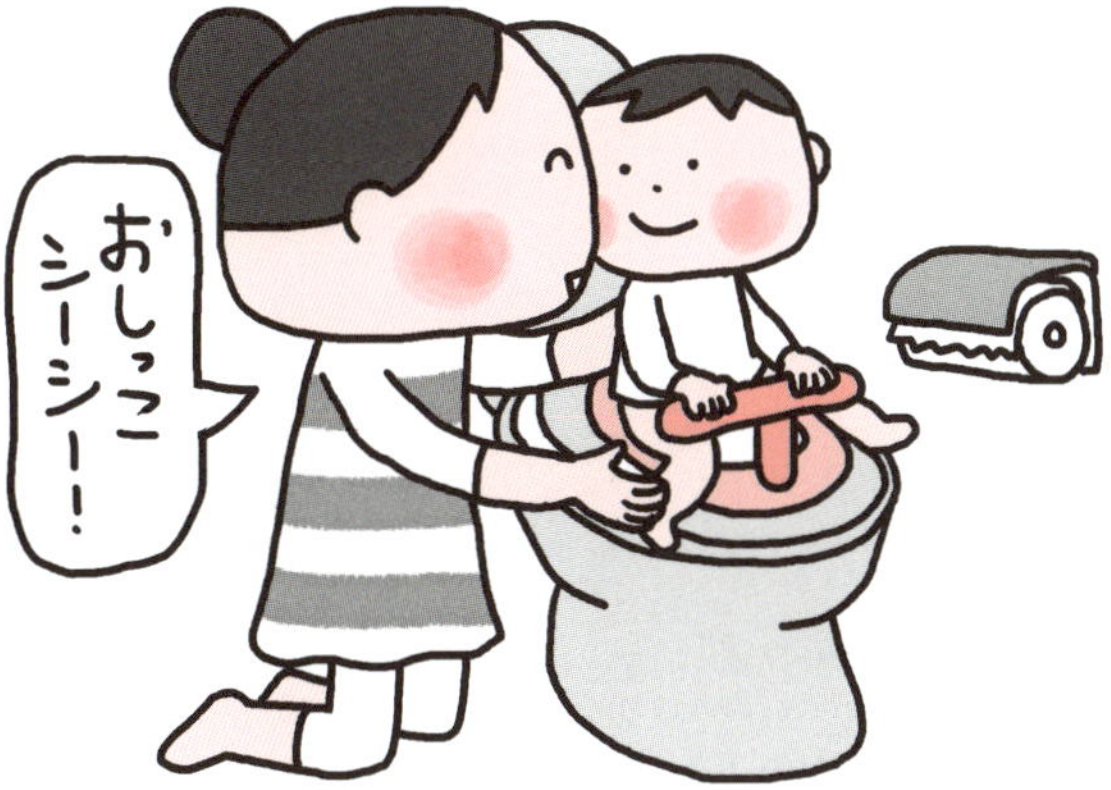

Q 男の子のおむつ外《はず》しに役立つグッズは？

A

道具に頼りすぎるのはいけませんが、親子で楽しくおむつ外《はず》しのトレーニングをするための便利グッズがいろいろとあるので、試してみるのもよいでしょう。

みなさんもご存知のおまるや、洋式トイレ用・和式トイレ用の補助便座のほかに、小さい子が洋式トイレを利用するための足台、男の子用の小便器おまるなどもあります。足台は、お子さんが洋式トイレでおしっこをするときの高さ調節に利用でき、うんちのときに、うまくいきめないような場合にも効果的です。男の子用の小便器おまるは、立っておしっこができない子のトレーニングに便利ですし、オチンチンの皮をむきながらおしっこする練習にも役立つでしょう。

包皮《ほうひ》がむけるようになっていれば、少しむいておしっこをすると、ねらったところに命中させることができるので、排尿《はいにょう》が楽しくなります。

おむつ外しのトレーニングをする際、一番やってはいけないのは、うまくいかなかったお子さんを怒ってしまうことです。親がいらいらしたりするだけでも、お子さんはそれを敏感に察知し、トイレについて、よいイメージが持てなくなります。

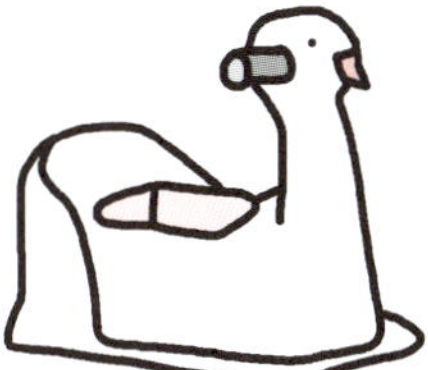
おまる

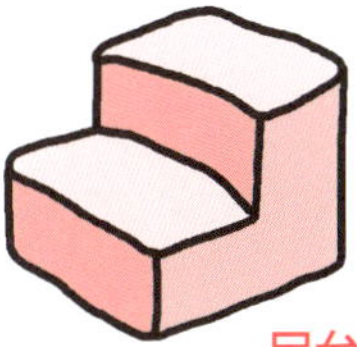
足台

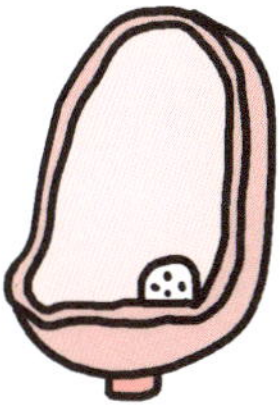
男の子用の小便器おまる

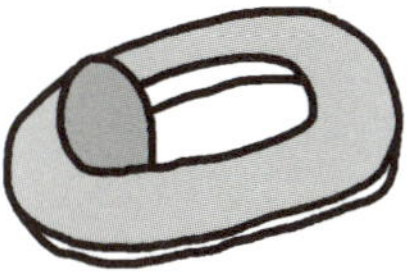
補助便座（洋式トイレ用）

小学生になっても、おねしょが止まらないのですが……

おしっこは腎臓《じんぞう》で絶えずつくり続けられ、尿管《にょうかん》を通って膀胱《ぼうこう》にためられます。

年齢が小さいときは、膀胱にある程度おしっこがたまったら、膀胱が破裂しないよう、反射的におしっこを出します。しかし、成長すると、反射的におしっこを出す前に、おしっこがたまったという信号が脳にとどき、排尿《はいにょう》をがまんすることができるようになります。夜間におねしょをしてしまうのは、日中は膀胱におしっこがたまったという感覚がわかっていても、脳が寝てしまうと信号を感知できないためです。

その意味で、おねしょは、お子さん自身が意識的に止められるものではありません。小学校に入っても続いているようなら、一度、何らかの病気がないかを診てもらったうえで異常がなければ、睡眠のリズムが変われば止まるだろうと考えて、ゆったりとした気持ちで見守ってあげることが大切です。

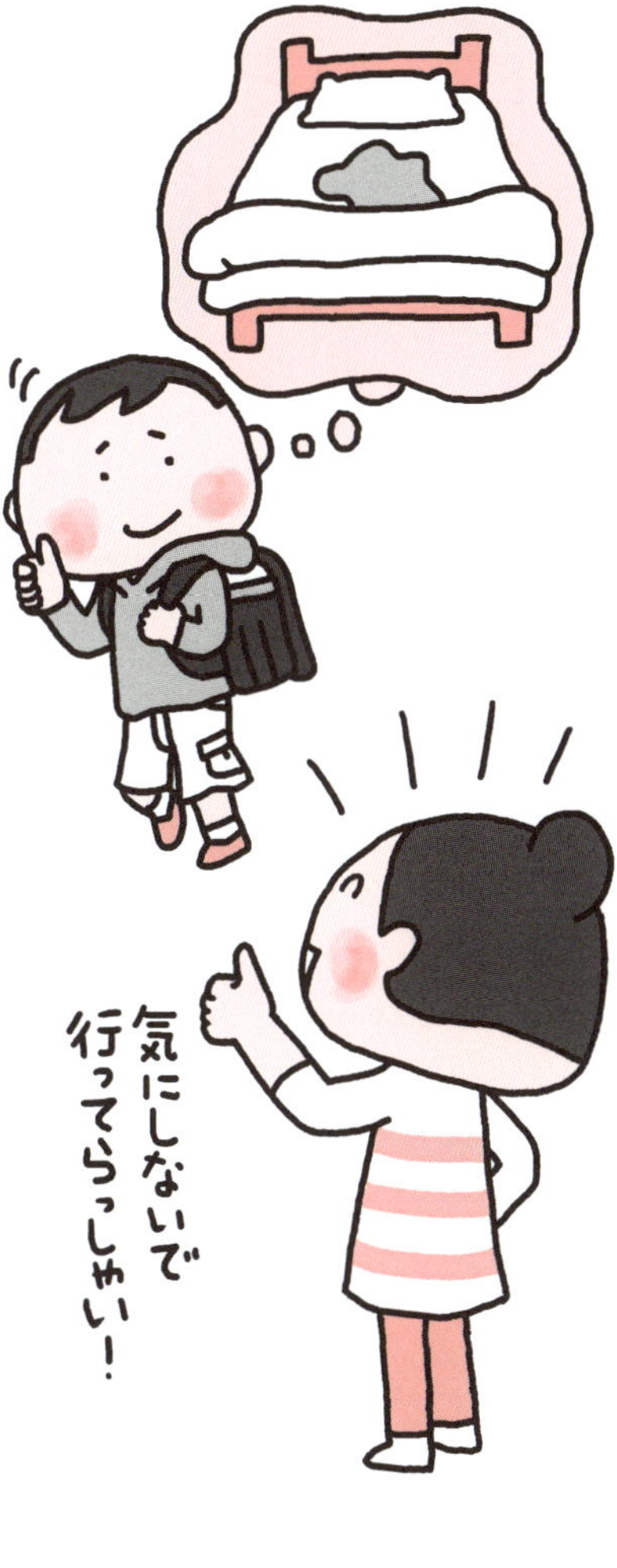
気にしないで
行ってらっしゃい！

子どもがズボンのファスナーにオチンチンをはさんでしまって……

ズボンのファスナー（ジッパー）にオチンチンの包皮《ほうひ》や陰嚢《いんのう》をはさんでしまう経験は、男性なら一度はあるものです。おしっこのあと、オチンチンをしまおうとして、あわててファスナーを引き上げようとしたときにやってしまいます。

無事にファスナーを外《はず》せたなら、傷口を消毒すればだいじょうぶです。でも、お子さん自身で外せなかったら、お母さんが外してあげてください。その際、思いきってファスナーをおろしましょう。お子さんの体のほうが大事ですから、ファスナーが壊れても仕方ないくらいのつもりで外してください。もし、簡単に外せそうもないと思ったら、病院へ連れて行きましょう。

Q ジャングルジムでタマタマを打って、痛がっているのですが……

A

公園の遊具で遊んでいるときなどに、足をすべらせたりして、タマタマを強く打つことがあります。また、飛んできたボールが下腹部を直撃することもあります。

タマタマは打たれたりすることに弱い男性の急所です。激しい痛みを感じるので、子どもなら大泣きをしてしまうかもしれません。しばらく休ませたあとで、痛みが引いて、腫《は》れもなく、色も変わっていないようなら、放っておいてもだいじょうぶです。

でも、色が黒っぽくなったり、腫れあがったり、痛みが続いたりするようなら、すぐに泌尿器科《ひにょうきか》で診察を受けさせましょう。

関連ページ⇨p.159

Q オチンチンの先を痛がっているのですが……

A

　亀頭包皮炎《きとうほうひえん》の疑いがあります。亀頭包皮炎は包皮《ほうひ》内に細菌が感染して炎症を起こす病気です。オチンチンの先の皮が赤く腫《は》れ、ときに、うみや血が出て、パンツやおむつを汚すこともあります。もし、炎症が見られたら、すぐに小児科《しょうにか》か泌尿器科《ひにょうきか》の診察を受けさせましょう。

　また、オチンチンの痛みのほかに、残尿感《ざんにょうかん》（おしっこをし終わったあとも、まだ全部を出しきっていないように感じること）もあるようでしたら、膀胱《ぼうこう》炎《えん》の疑いがあります。

　膀胱炎は、細菌などが膀胱《ぼうこう》に入って、炎症を起こす病気です。この病気では排尿《はいにょう》の回数が多くなり、おしっこの色がにごったり、血尿《けつにょう》が出たりすることがあります。男の子は女の子に比べて尿道《にょうどう》が長いため、膀胱炎にかかる子は少ないのですが、疑いがあるなら、早めに小児科に連れて行くことをおすすめします。

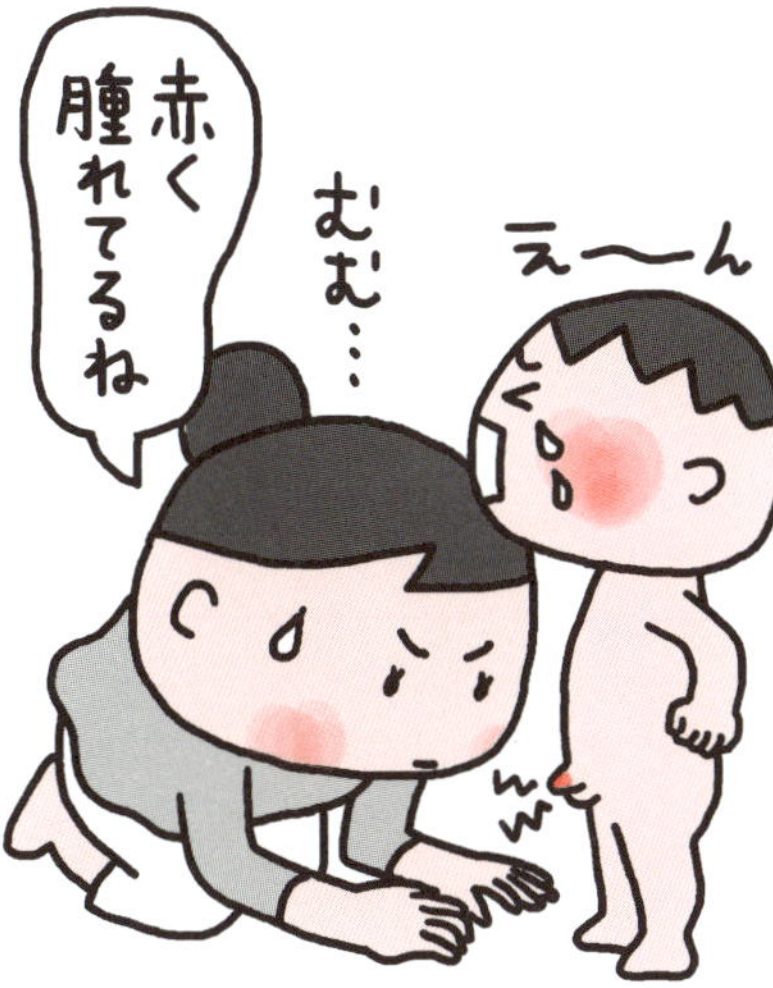

関連ページ⇨p.136、138

オチンチンの付け根を痛がっているのですが……

お子さんのパンツをおろして、よく観察してみてください。腫《は》れているのはオチンチンですか？　タマタマですか？

パンツがうみや血で汚れたりしていませんか？

まず、オチンチンの部分が痛いのか、タマタマの部分が痛いのか、お子さんに聞いて確認しましょう。いつから痛くなったのか、どこかにぶつけたかどうかも聞いてみてください。それから、手でそっと触れながら、オチンチンの裏側からタマタマにかけて、しっかり見ます。

痛みが打撲によるものでない場合は、病気の可能性があります。オチンチンの部分が痛いときは、亀頭包皮炎《きとうほうひえん》の疑いがあり、タマタマの部分が痛いときは、精巣捻転《せいそうねんてん》や急性精巣炎《せいそうえん》（急性睾丸炎《こうがんえん》）、精巣上体炎《せいそうじょうたいえん》（副睾丸炎《ふくこうがんえん》）などの疑いがあります。

痛みがすぐにおさまらないときは、小児科《しょうにか》か泌尿器科《ひにょうきか》で診察を受けさせましょう。精巣捻転が疑われる場合は、手術ができる泌尿器科がある病院を受診しましょう。

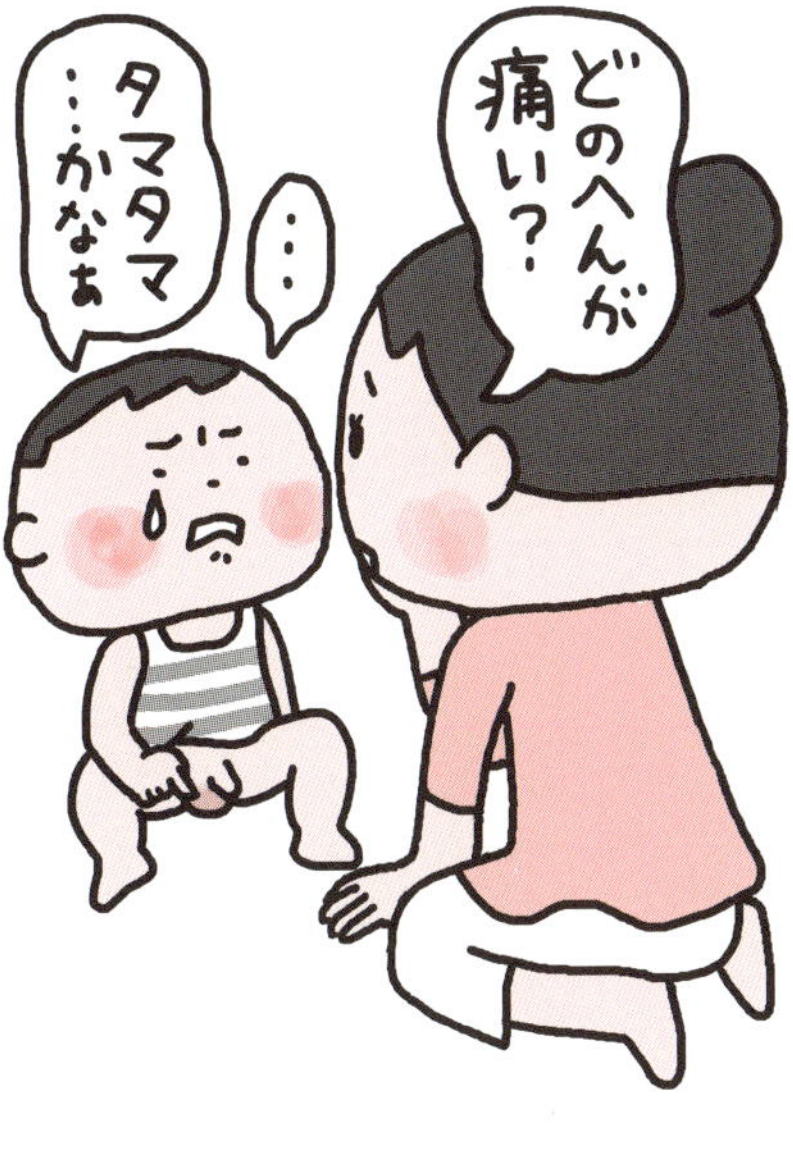

関連ページ⇨p.136、144、152

Q オチンチンの先のほうの皮がふくらんでいるのですが……

A

普段からオチンチンの包皮《ほうひ》をむいて、よく洗っておかないと、亀頭部《きとうぶ》のみぞ（冠状溝《かんじょうこう》）に恥垢《ちこう》という白い垢《あか》がたまることがあります。恥垢が豆のようなかたまりになると、包皮の上から見てもわかるし、さわってみるとゴツゴツと感じます（次ページの図参照）。

包皮をむいて、ガーゼなどで恥垢をきれいにふき取るか、洗い流してしまえば、特に問題ありません。「むきむき体操」の要領で包皮をむいて、恥垢を取り除いてください。

もし、炎症を起こしていたら、すぐに小児科《しょうにか》か泌尿器科《ひにょうきか》へ連れて行きましょう。包皮内が細菌に感染し、亀頭包皮炎《きとうほうひえん》にかかっている可能性があります。

関連ページ⇨p.136

Q オチンチンのみぞに何かたまっているのですが……

A

たまっているのが白いものでしたら、恥垢《ちこう》と呼ばれる垢《あか》だと思われます。オチンチンの包皮《ほうひ》をむいたとき、亀頭部《きとうぶ》の冠状溝《かんじょうこう》に、この恥垢がたまっていることがあります。

恥垢自体は特に悪さをしませんが、たまっているのは、オチンチンを清潔にできていないからです。入浴やおむつ替えのとき、普段から包皮をむいて、きれいにふき取るか、洗い流すようにしましょう。

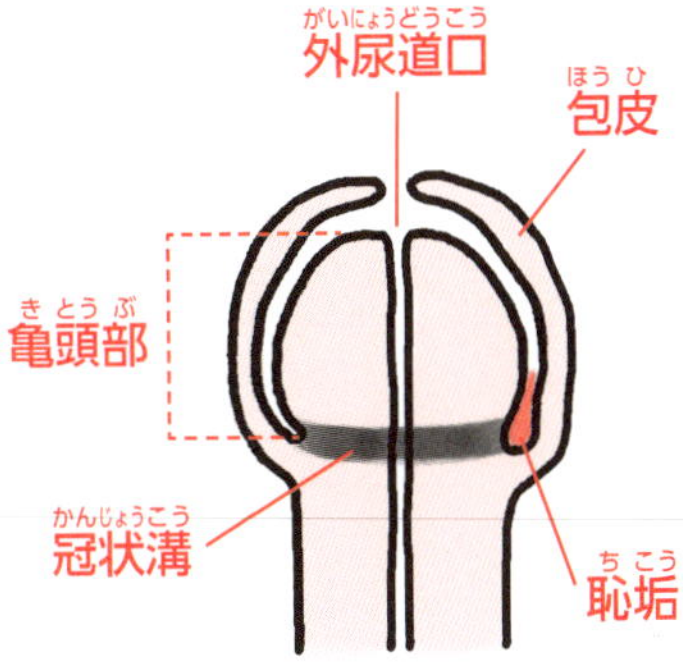
外尿道口《がいにょうどうこう》
包皮《ほうひ》
亀頭部《きとうぶ》
冠状溝《かんじょうこう》
恥垢《ちこう》

Q

オチンチンの先が切れているみたいなのですが……

A

それはおしっこの出口（外尿道口《がいにょうどうこう》）です。オチンチンの包皮《ほうひ》をむいたときにあらわれる部分を亀頭部《きとうぶ》といい、その先端におしっこの出口があります。赤ちゃんや小さい子のオチンチンは包皮をかぶっているので、「むきむき体操」の要領でむいてみれば、亀頭部の形や状態がよくわかります。外尿道口は丸くはなく、普段は縦に傷口のように見えるだけです。そこが開いて、おしっこが出てくるのです。おしっこが出てくるようすをよく観察してみてください。オチンチンの裏側を見ると、外尿道口の下からは一本、筋が通っているのもわかります。この筋は包皮小帯《ほうひしょうたい》と呼ばれ、血管が通っているので、切らないように注意しましょう。

包皮《ほうひ》をむいた状態の亀頭部《きとうぶ》

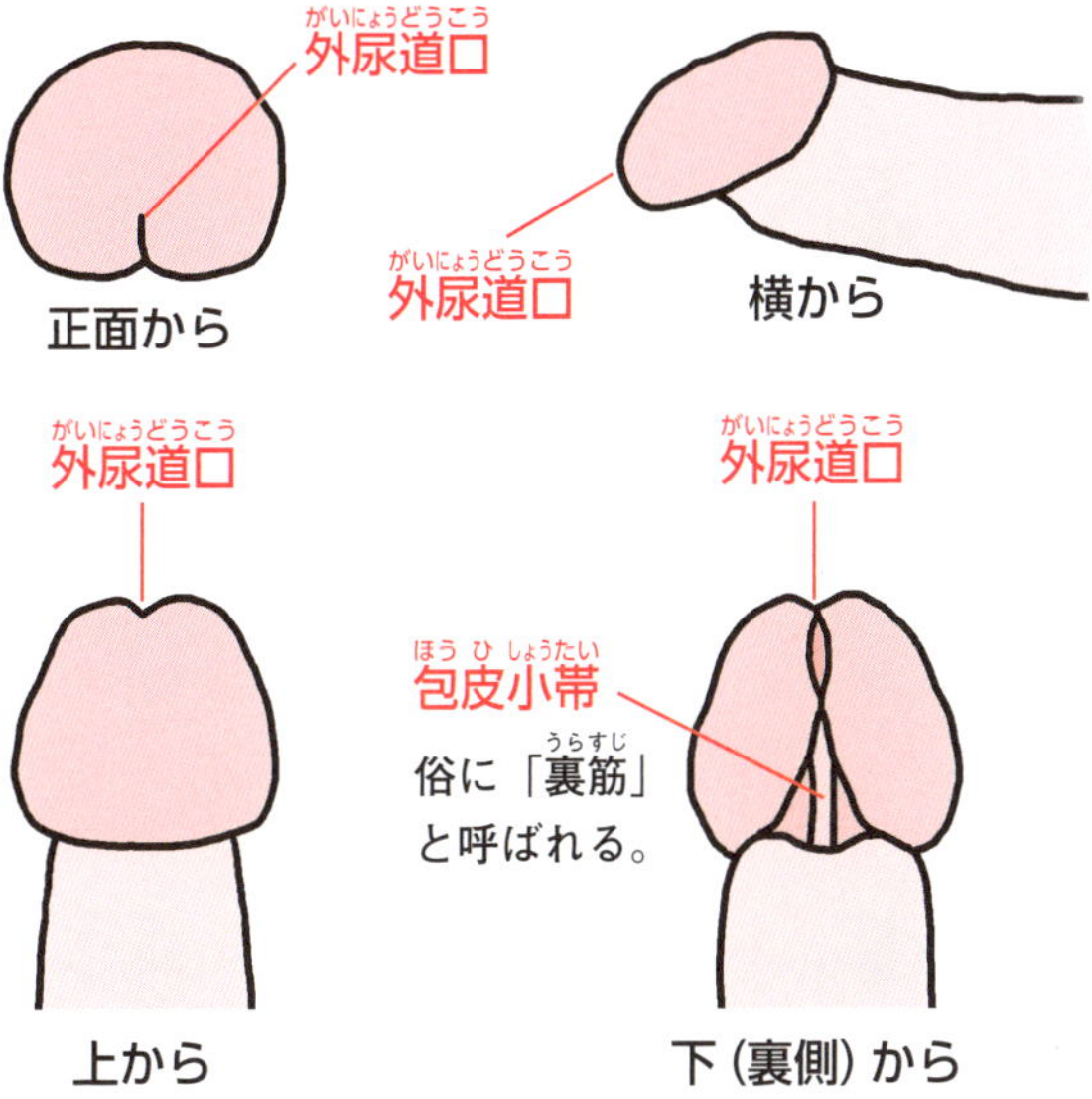
外尿道口《がいにょうどうこう》
正面から
外尿道口《がいにょうどうこう》
横から
外尿道口《がいにょうどうこう》
上から
外尿道口《がいにょうどうこう》
包皮小帯《ほうひしょうたい》
俗に「裏筋《うらすじ》」と呼ばれる。
下（裏側）から

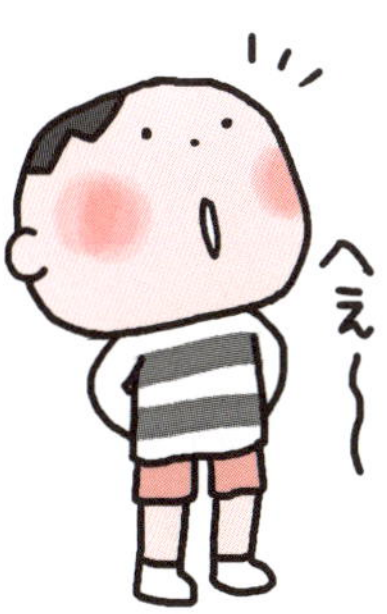
へぇ〜〜

尿道の粘膜《ねんまく》が少し赤っぽいので、外尿道口は傷口のように見える。

オチンチンが左のほうに曲がっているみたいなのですが……

オチンチンの形には個人差があります。右にカーブしていても、左にカーブしていても問題ありません。ほぼ完全にまっすぐな人というのは、むしろ少ないといえるでしょう。

もし、カーブが強く、どうしても心配なようでしたら、泌尿器科《ひにょうきか》に相談してみてください。

でも、タマタマ袋（陰嚢《いんのう》）の形態については注意が必要です。

陰嚢は厳密に左右対称でなくてもかまいませんが、左右のどちらかの袋が極端に大きくなっていたり、ふくらんだりしていたら、腸の一部が下へおりて、陰嚢の中に入りこむ鼠径《そけい》ヘルニアや、陰嚢の内部に水がたまる陰嚢水腫《いんのうすいしゅ》などの疑いがあります。片方が小さい場合は停留精巣《ていりゅうせいそう》が疑われます。明らかな差があるときは、泌尿器科で診察を受ける必要があります。

心配ないオチンチン

どちらも、特に問題ない。

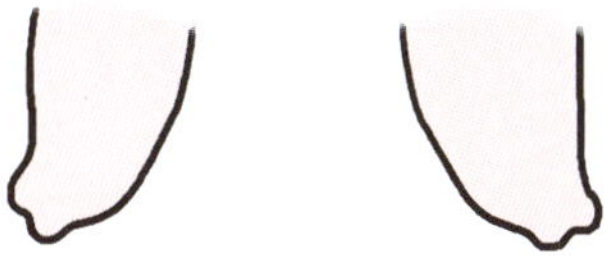

右にカーブ　左にカーブ

心配ないタマタマ袋

どちらも、特に問題ない。

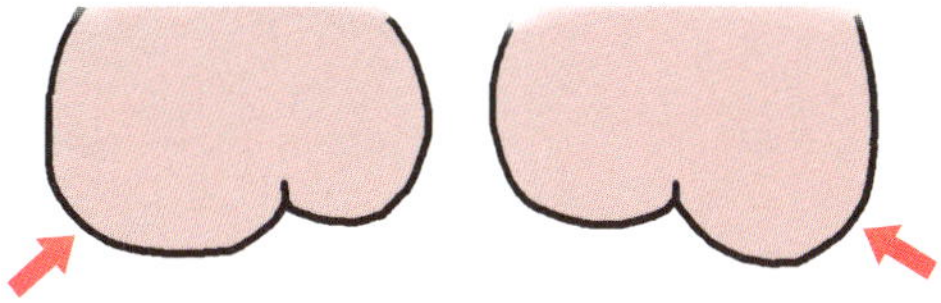

片方が少し大きい　片方が少したれている

注意が必要なタマタマ袋

鼠径ヘルニアや陰嚢水腫の疑いがある。

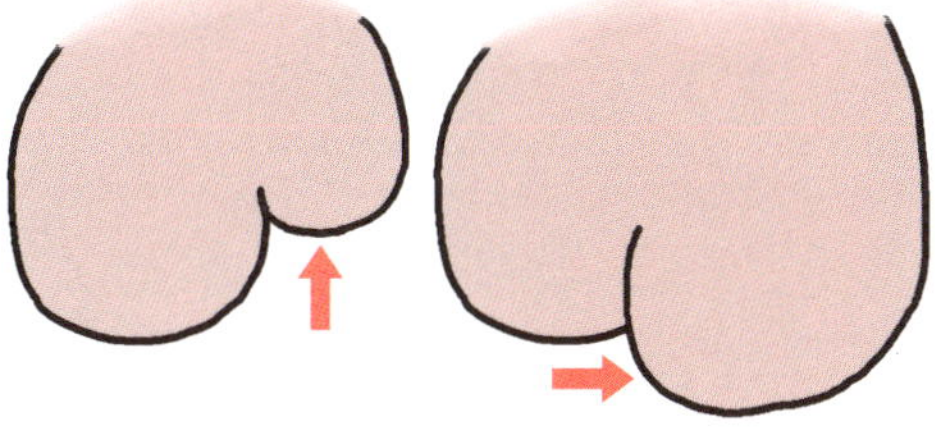

片方が明らかに小さい　片方が明らかに大きい

関連ページ⇨p.146、148、150

Q

おしっこをするときに、力んでいるみたいなのですが……

A

オチンチンをおおっている包皮《ほうひ》の口の部分「包皮口《ほうひこう》」が小さい男の子は、おしっこが出にくく、力んで出そうとすることがあります。包皮口が小さいと、おしっこをしているときに、包皮が風船のようにふくらむことがあります。

このままの状態が長く続くと、腎臓《じんぞう》に悪い影響が出ることがあります。包皮口が大きくなれば、おしっこが出やすくなって、問題は解決します。泌尿《ひにょう》器科《きか》に相談するのもよいですが、まずは家で包皮をむいて、包皮口を大きくするトレーニングをしてみましょう。「むきむき体操」を一週間ほど続ければ、包皮口が少しずつ大きくなり、排尿《はいにょう》時のふくらみもなくなるはずです。

包皮口《ほうひこう》が小さい場合

力んでおしっこをするが、ちょろちょろと弱々しいおしっこになる。

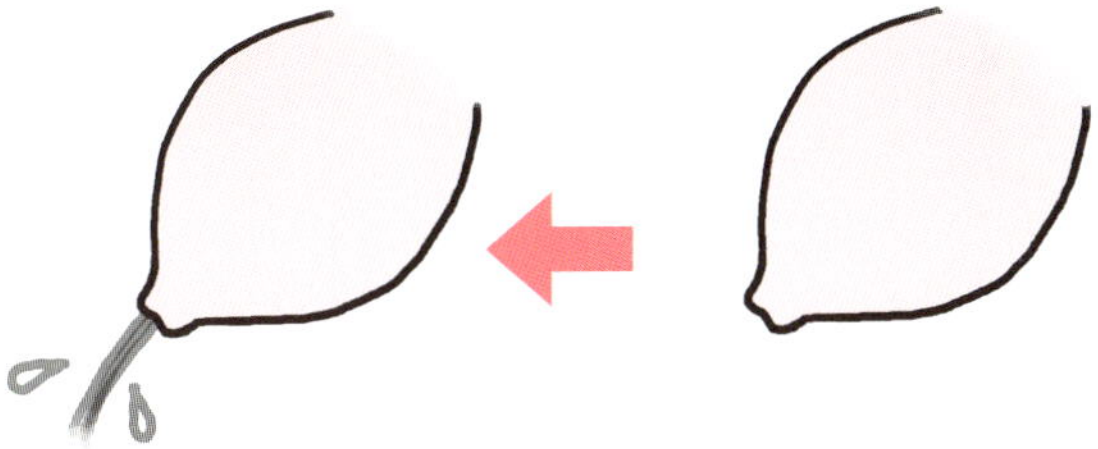

細く、勢いのないおしっこが出る。

包皮が大きくふくらむ。

包皮口《ほうひこう》が大きい場合

気持ちよさそうに、おしっこがシャーッと出る。

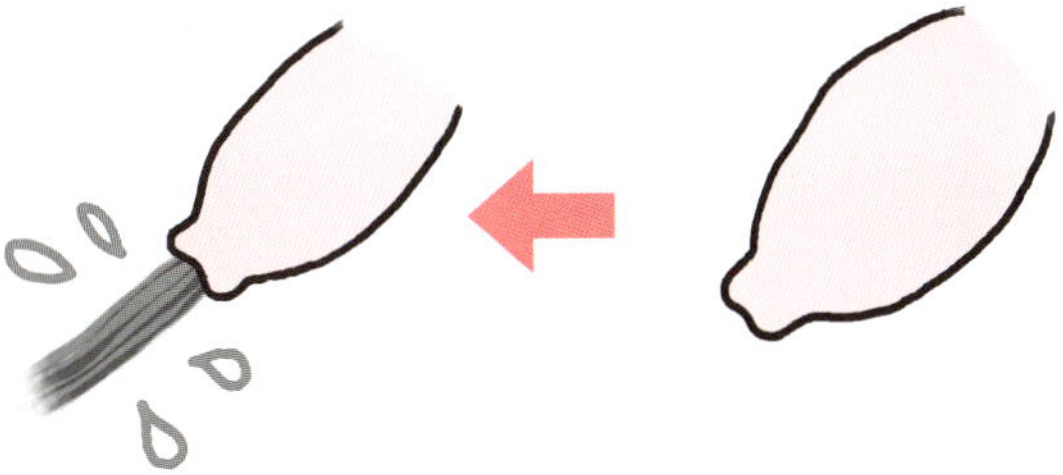

太く、勢いのあるおしっこが出る。

包皮がほとんどふくらまない。

Q タマタマ袋がしぼむのは、何かの病気なの？

A

病気ではないので、だいじょうぶです。

オチンチンの下についているタマタマ袋「陰嚢《いんのう》」の中には、二つのタマタマ「精巣《せいそう》（睾丸《こうがん》）」が入っています。

この陰嚢は、大事な精巣を守るために、表面のしわを伸び縮みさせて温度調節をしています。

寒いときは、熱を外に逃がさないようにするために、陰嚢がきゅっと縮み、精巣を冷えすぎないようにします。暑いときは、熱をできるだけ放出できるようにするために、陰嚢がだらーんと伸びて、精巣も下がってきます。温度以外にも、びっくりしたときに、陰嚢が縮むことがあります。

伸び縮みする陰嚢《いんのう》

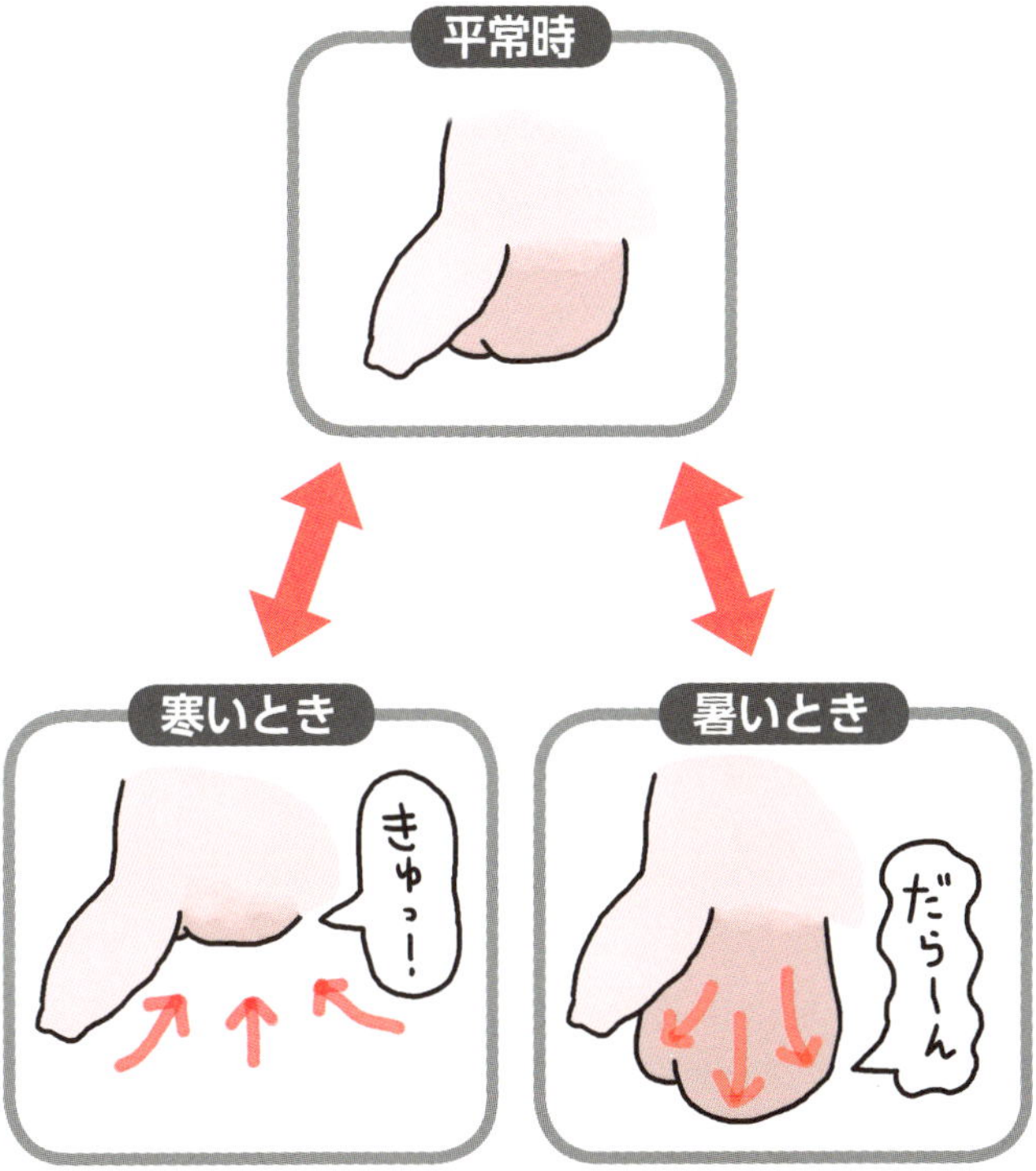
平常時
寒いとき
きゅっ！
暑いとき
だら〜ん

寒い部屋で着替えやおむつ替えをすると、陰嚢がおまたにくっつくほどしぼむこともある。

湯船の中やお風呂上がりだと、陰嚢がやわらかくなり、伸びている。

タマタマ袋の中に、タマタマがないみたいなのですが……

タマタマ（精巣《せいそう》・睾丸《こうがん》）は、最初からタマタマ袋、つまり陰嚢《いんのう》の中に入っているのではありません。お母さんのおなかの中では、最初は赤ちゃんのおへその奥のほうにできます。そして、赤ちゃんがお母さんのおなかの中で成長するにしたがって、タマタマは陰嚢のほうへとおりてきて、生まれるころには陰嚢の中におさまるようになります。

陰嚢は、大事な精巣を守るために、しわを伸び縮みさせて温度調節をしています。寒いときは精巣が奥のほうに引っこんでいることがあるので、指で触れても、中にタマタマがないと感じることがあります。

ですから、精巣がちゃんと二つあるかどうかを確かめるには、寒くて精巣が体の奥へ引っこんでいるようなときでなく、お風呂に入るなどして体が十分に温まり、精巣が下がってきたときがよいでしょう。それでも確認できない場合は、停留精巣《ていりゅうせいそう》（停留睾丸《ていりゅうこうがん》）という病気の疑いがあるので、泌尿器科《ひにょうきか》で診察を受けてみてください。

この病気は、精巣がまだおなかにとどまっていて、陰嚢までおりていないものです。左右どちらかの精巣がおりていない場合と、両方の精巣がおりていない場合があります。あとになって陰嚢内におりてくることもありますが、おりてこない場合は、手術をしておろすこともあります。

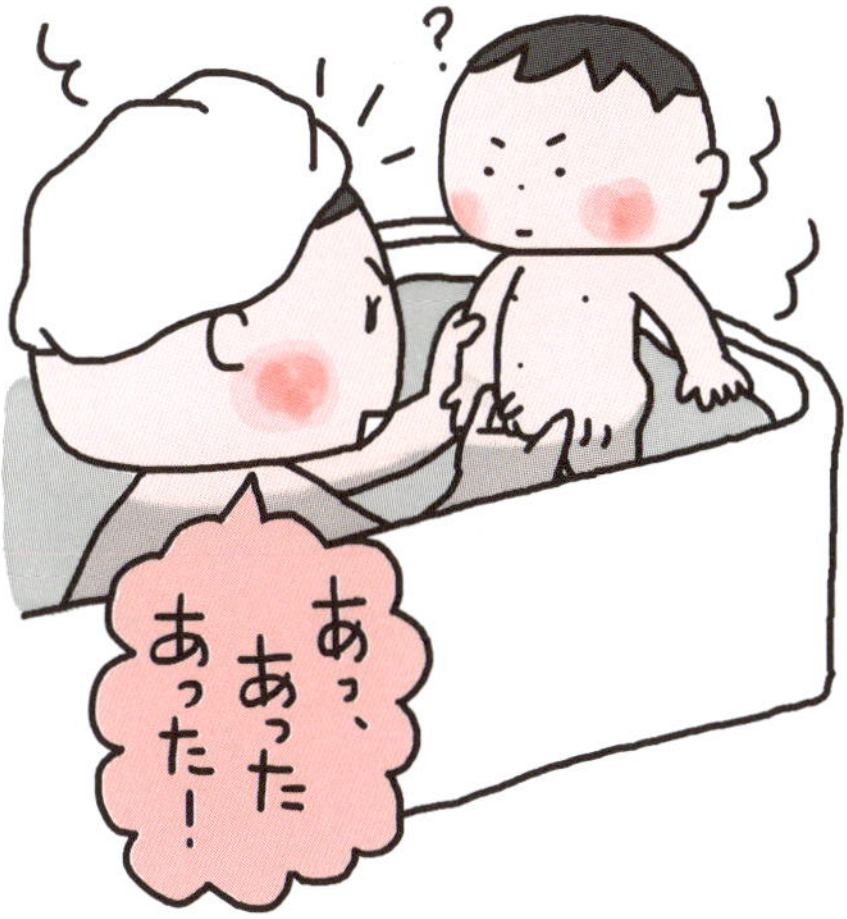

関連ページ⇨p.148

Q 人前で「オチンチン」と連呼するのをやめさせるには？

A

「オチンチン」を連呼するというのもそうですが、子どもは、周囲の人がとまどったり、困ったりする反応が見たくて、あえてそれを行動に移すことがあります。でも、それは人を困らせてやろうという明確な悪意ではなく、自分のしたことによって、人のようすが変わる楽しさから行動を起こしているのではないでしょうか。あるいは、もっと自分のことをかまってほしいと感じているからかもしれません。

お子さんがかまってもらいたがっているのであれば、十分かまわなかったことを反省し、そのうえで、社会のルールとして、人前で言ってはいけない言葉があるということを繰り返し説明しましょう。

Q　「大きくなったよ」と言って、オチンチンを見せにきたら？

A

思春期になる前の小さなお子さんでしたら、こう言ってあげるのもよいかもしれません。

「オチンチンって、ときどき大きくなるんだよ。体って不思議だね」

それから、繰り返し見せにくるようでしたら、こうも説明してください。

「でも、オチンチンは男の子の大事なところだから、人に見せたりするようなものではないよ。ほかの人も見せていないでしょ。パンツやズボンをはいて、大事なオチンチンを守っているんだよ」

友だちにまでオチンチンを見せたりすることのないように、うまく釘をさせますし、オチンチンが大事なんだということも、あわせて説明できます。

Q 朝の勃起《ぼっき》が起こる理由を聞かれたら？

A

よく「朝立ち」などともいわれたりしますが、思春期を迎える前の子どもでも、朝、起きたときに、オチンチンが勃起《ぼっき》していることがあります。大人の場合は、エッチなことを考えたときに起こることもありますが、小さな子の場合は、性的な現象とは限りません。

かつては、膀胱《ぼうこう》におしっこがたまったときに起こると考えられていましたが、おしっこをしたくないようなときでも、寝ているあいだに勃起することがあります。今では、睡眠のサイクルと関係があり、眠りの浅い時間帯に起こることがわかっています。

小さい子に聞かれたら、

「今日は元気なオチンチンだね。寝ていると、こうして、オチンチンが大きくなることがあるんだよ」

「これは、男の子なら、だれにでもあることなの。自然なことなんだよ」

などと説明し、納得させてあげましょう。

小学校高学年なら、勃起するときは、オチンチンの中にある海綿体《かいめんたい》に、たくさんの血液が送りこまれているなどと、科学的に説明してください。

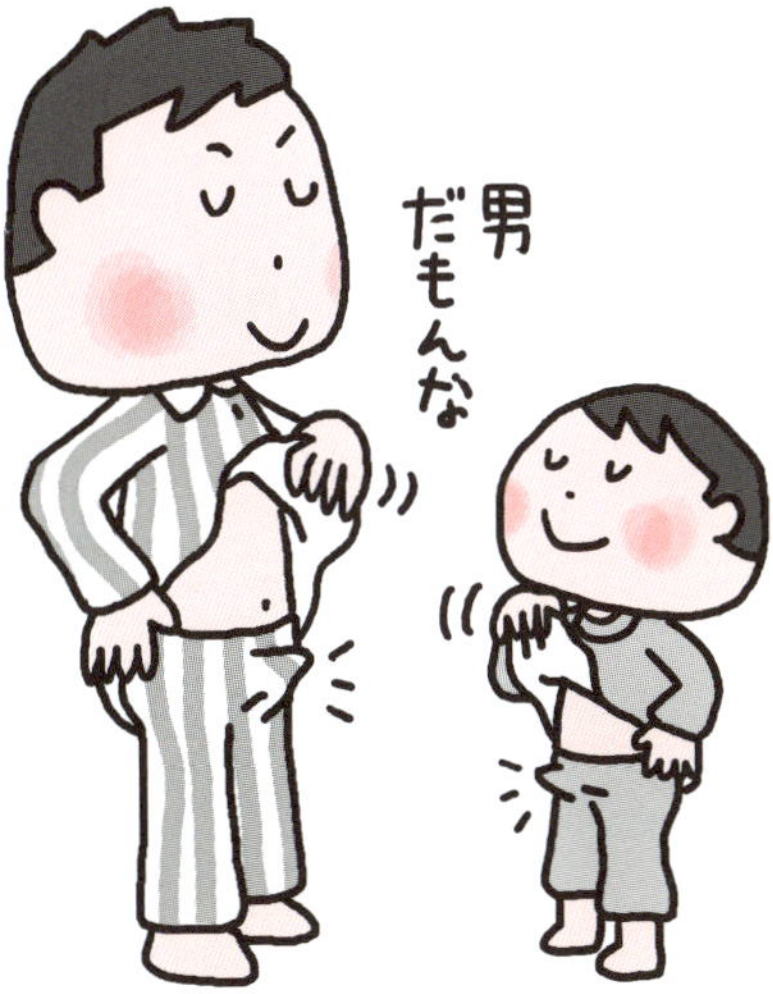

親子でも、見せ合わないのが社会のルールです。

関連ページ⇨p.36〜37、93

女の子にオチンチンがないのは、なぜかと聞かれたら？

こういう質問には正解がないので、あくまで例として紹介します。

保育園や幼稚園に入園する前なら、

「オチンチンがないから女の子なのよ」

というようにはぐらかしてもよいでしょう。

小学校低学年までのお子さんなら、こんなふうに説明してはいかがでしょうか。

「男の子は、足と足のあいだにオチンチンという大事なものを持っているよね。女の子は、オチンチンは持ってはいないけど、おなかの中に赤ちゃんを育てるための大事なものを持っているんだよ。それはオチンチンとは違って、見えないものなの」

また、こんな話をしてみてもいいかもしれません。

「大人になって、男の人と女の人が結婚して赤ちゃんをつくるときに、その大事なものが必要になってくるの。だから、それまで大切にしなくてはいけないいんだよ」

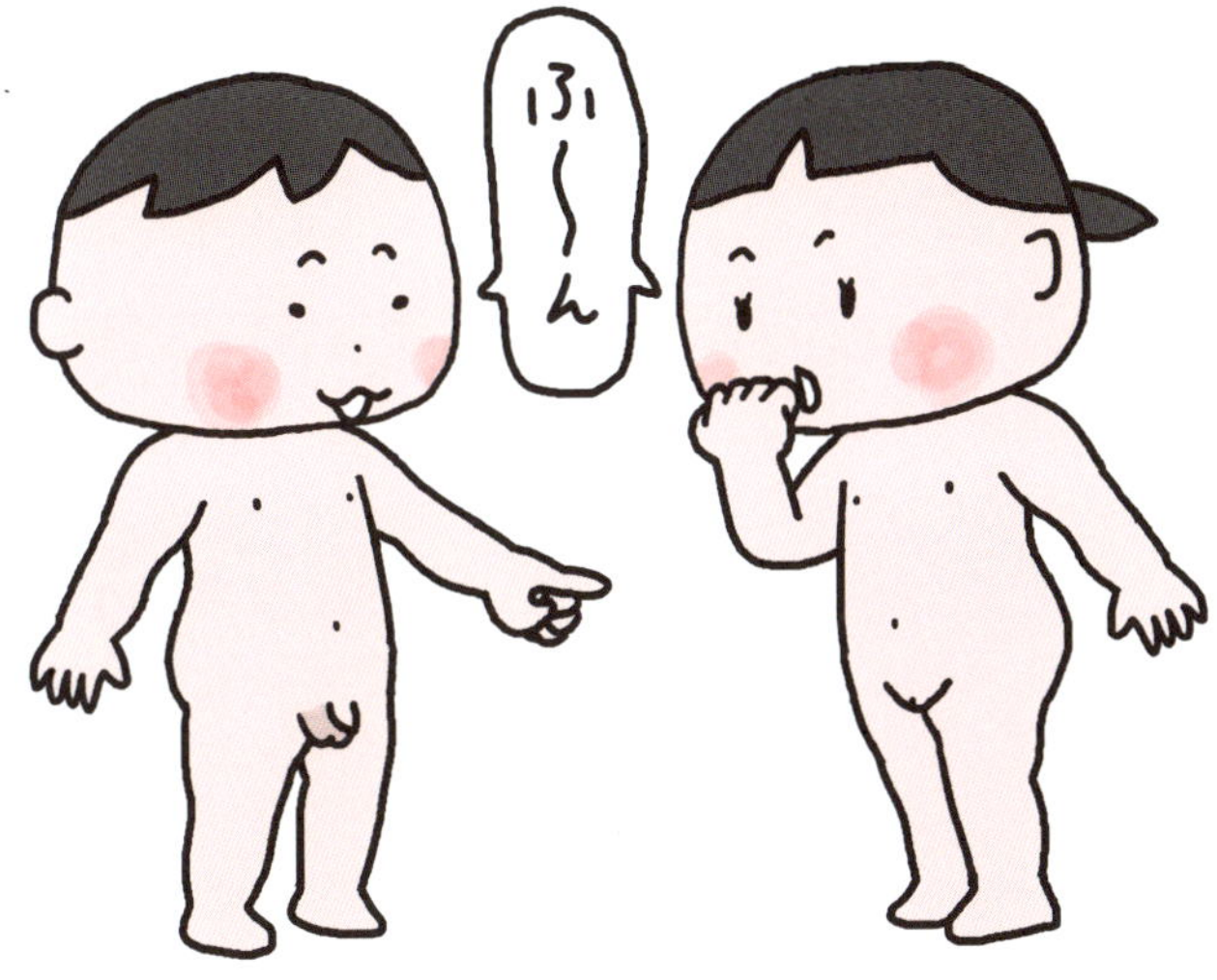

Q

汚れた手でオチンチンを持って おしっこをするのは、どう注意する？

A

「ミミズにおしっこをかけると、オチンチンが腫《は》れる」という話があります。もちろん、それはミミズの呪いなどではありませんが、ある意味、本当の話でもあるのです。

子どもは、ミミズを土から掘り出したあと、ミミズにおしっこをかけようとして、泥だらけの手でオチンチンを取り出します。そして、オチンチンを持ち、ミミズめがけておしっこをします。

「えーい、やっつけてやる！」

でも、このとき、手についていたばい菌がオチンチンの包皮《ほうひ》の中に入り、オチンチンが腫れあがってしまう可能性があるのです。

ですから、お子さんには、こう言ってはいかがでしょうか。

「きたない手でオチンチンをさわると、腫れあがって、ものすごく痛くなっちゃうよ」

ただ、きたない手でさわっても、その日のお風呂のときに包皮をむいてきれいに洗えば、オチンチンが腫れることはありません。何よりも、むいて洗うことをちゃんと習慣づけましょう。

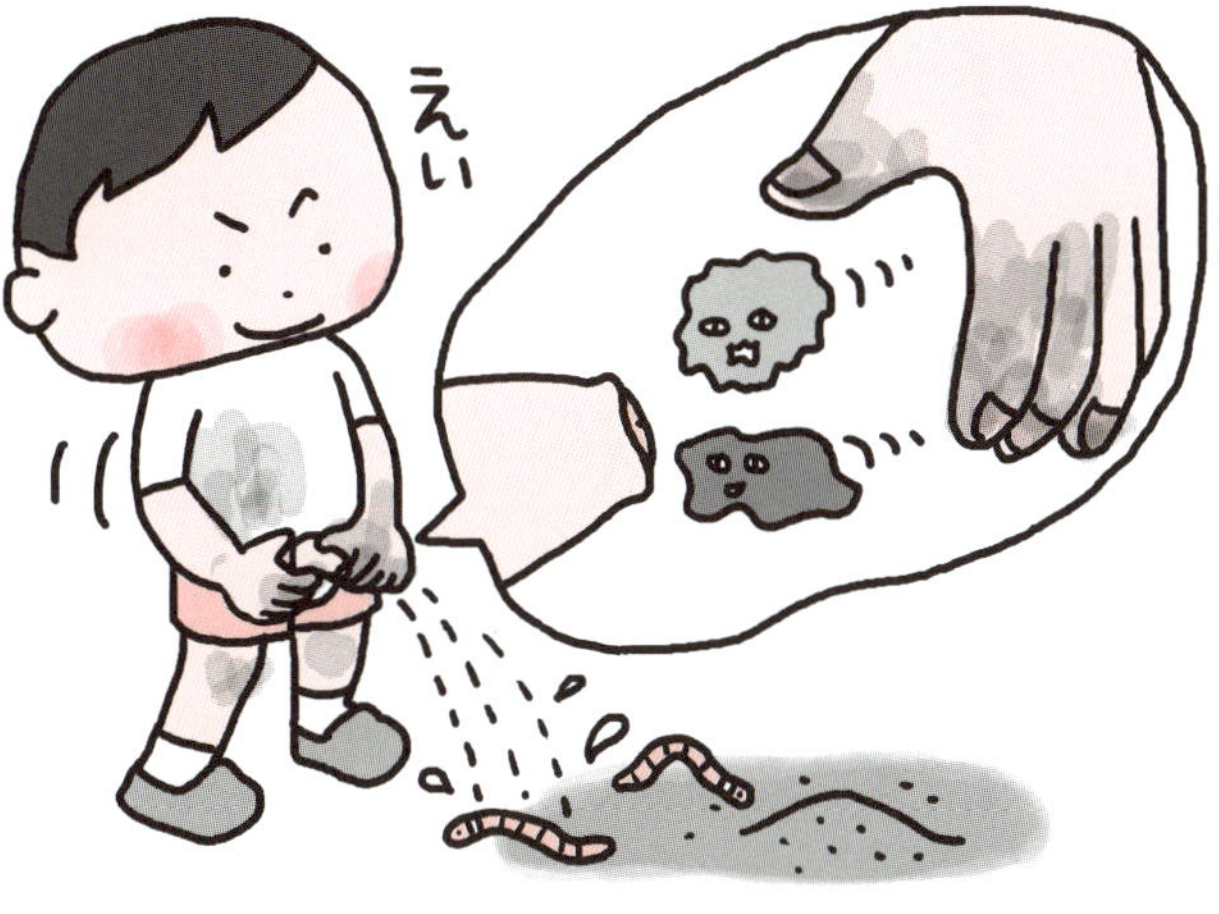

Q 精《せい》通《つう》が起こる前兆みたいなものはあるの？

A

「精通《せいつう》」とは、オチンチンから初めて精液《せいえき》が出ることです。これは九歳から十八歳くらいまでのあいだにおとずれます。思春期を迎えて大人になろうとするとき、男の子の体には、いろいろな変化があらわれます。声変わりをし、ひげが濃くなり、オチンチンの周囲に毛が生えてきます。「明日、精通があるはず」というようなはっきりしたものはありませんが、このような体の変化は、精通が起こる前兆だともいえるでしょう。

何も知らずに精通を迎え、ショックを受ける男の子も少なくありません。これから起こる体の急激な変化について、教科書に詳しく書いてあるので、一緒に見て勉強し、あらかじめ心の準備をさせておくのがよいでしょう。

夢精《むせい》があったときのルール

思春期をすぎた男の子は、眠っているあいだにエッチな夢を見たりして、射精《しゃせい》することがあります。「夢精《むせい》」という現象です。

夢精をすると、パンツに精液《せいえき》が付着します。起きたときにはすでに精液が乾き、カピカピになっていることもあります。思春期以降の急激な体の変化は、本人にとってははずかしいと感じることもあるので、夢精があったらどうすればいいか、家庭のルールとして、あらかじめ決めておくとよいでしょう。夢精で精通《せいつう》を経験する子どもが多いので、その前に言っておくのです。

たとえば、「寝ているあいだに、オチンチンの先から精液という白い液が出ることがあるから、パンツは替えて、精液がついたパンツは洗濯機に入れておきなさい」というものです。自分で洗わせてもいいですが、罰のように感じさせないほうが好ましいでしょう。

夢精自体はあたりまえの現象で、はずかしがるものではなく、順調に成長していることの証《あかし》です。

Q 大人のおまたに毛が生えている理由を聞かれたら？

A

思春期になると、子どもから大人へと成長するための階段をのぼり始めます。男性なら、体つきががっちりと筋肉質になり、喉仏《のどぼとけ》が大きくなって声変わりをします。それから、ひげやわき毛が生え始め、体毛が全体に濃くなってきます。

おまたに毛（陰毛《いんもう》）が生えるのは、大人の体になるための変化の一つだということを、小学生なら教科書をいっしょに読みながら教え、自分にもいずれ生えてくることを説明しましょう。

思春期の体の変化は、本人にとってはデリケートな問題です。陰毛の生える時期が早くても遅くても悩みますし、毛が濃くても薄くても悩んでしまうものです。

第二次性徴の時期の体の変化は一人ひとり異なるので、すごく悩む時期でもあります。しかし、この時期に悩み、その悩みや不安を友だちとのコミュニケーションを通して乗り切ることが大事です。スポーツクラブに入らせるなどして、そのような友だちを大勢つくれるような環境を用意してあげてください。

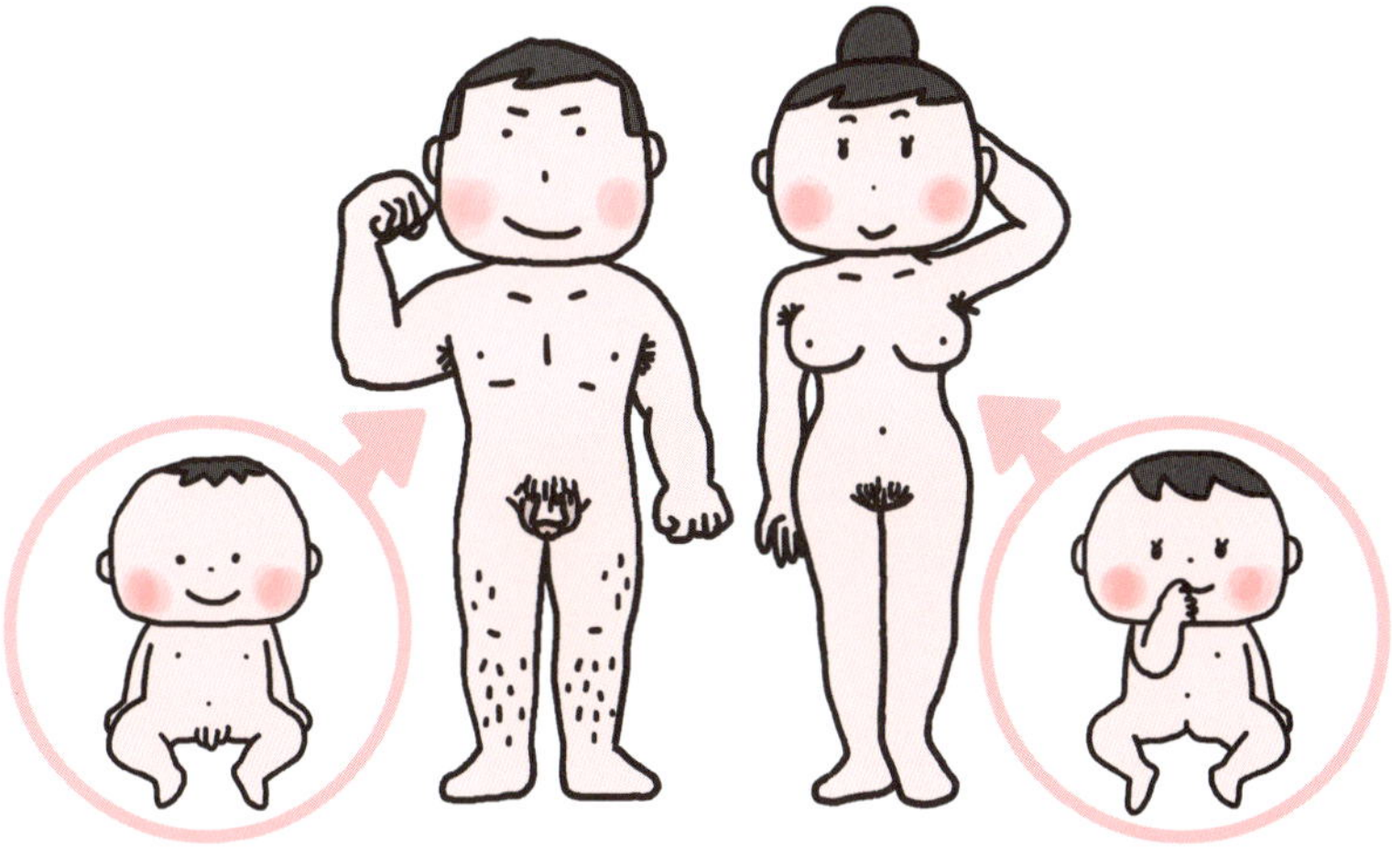

Q 赤ちゃんはどこから生まれるのかと聞かれたら？

A

この質問には、そのお子さんの成長に合わせた、いろいろな答え方があってもよいでしょう。以下は例です。

小学校低学年までのお子さんなら、「ママのおなかの中で大きくなって、いつもは閉じている小さな穴から生まれてくるのよ」などと答えてはいかがでしょうか。

中・高学年なら、人の体について解説した図鑑で一緒に勉強することを提案してもよいです。

中学生以上なら、学校の保健体育の教科書を見ながら一緒に勉強するとよいでしょう。

Q

「セックスって、なんなの？」って、聞かれてしまって……

A

お子さんが小さければ、この質問にはっきりとは答えないという選択肢もありえます。

「そのうち、わかるようになるわ」とか、「お父さんとお母さんのように愛し合うことよ」などと言って、逃げても問題ありません。

もし教えるときは、一緒に教科書や図鑑を見ながら、男女の体の仕組みや違い、避妊などの注意すべき点も合わせて、きちんと説明しましょう。

性教育に正解はないという意識が大切です。自分の体験をまじえて話をするのはもちろんよいことですが、それだけが正しい方法だという印象を与えないように、「自分の場合は」といった言葉をつけるように心がけましょう。

マスターベーションのすすめ

男の子のマスターベーション（オナニー・自慰《じい》・手淫《しゅいん》）は、自分の手でオチンチンをこすり、亀頭部《きとうぶ》を刺激して射精《しゃせい》することです。十代から二十代のころにこの経験をしておかないと、将来、セックスをしようとしたときに、膣《ちつ》への挿入や射精ができなくなってしまうおそれがあります。

マスターベーションはけっして悪いことではなく、将来のために必要なことです。しかし、手ではなく、ベッドや床、机にオチンチンをこすりつけるような方法でおこなうのは間違いです。マスターベーションの仕方をだれからも教わらなかったために、正しいマスターベーションができず、性生活に支障のある大人も増えています。

なお、お子さんが思春期をすぎたら、部屋に入るときには、必ずノックをしてください。そうすれば、安心してマスターベーションができます。

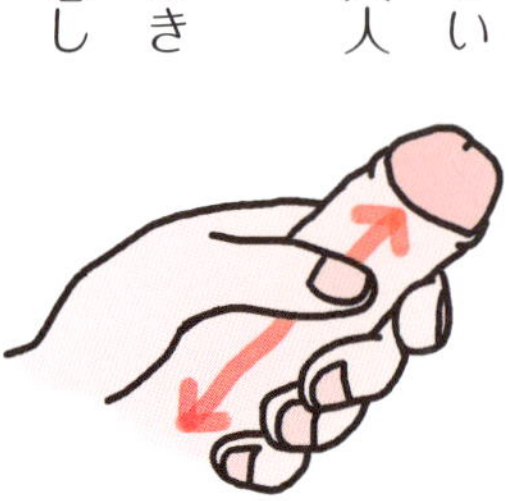

第3章

これで安心！

オチンチンとタマタマの病気・ケガ

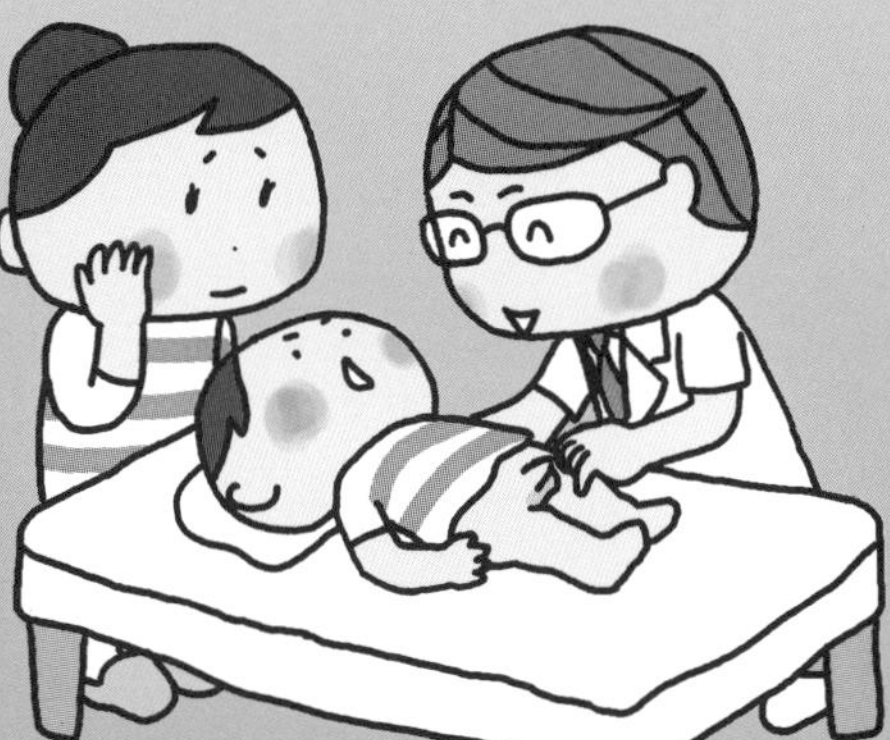

お子さんが腹部やタマタマあたりを痛いと言ったら、すぐにパンツを脱がせ、オチンチンとタマタマを見て触れて、しっかりと状態を確認してください。

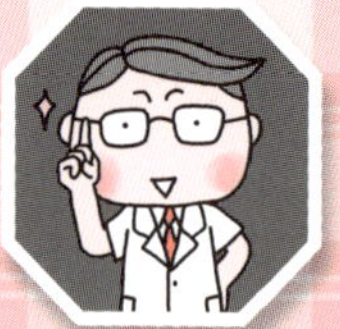

嵌頓包茎《かんとんほうけい》

症　状……むいた亀頭部《きとうぶ》の包皮《ほうひ》がもどらなくなって腫《は》れる。
治療法……包皮をもどす。場合によっては手術をおこなう。

関連ページ
⇩
p.48

「嵌頓包茎《かんとんほうけい》」は、オチンチンの包皮口《ほうひこう》が小さいために、むいた包皮《ほうひ》が冠状溝《かんじょうこう》のところで止まってしまい、元にもどらない状態です。

オチンチンをいじっているときや、包皮をむくトレーニングをしているとき、朝、勃起《ぼっき》したとき、パンツにすれて偶然むけたときなどに、包皮が元にもどらなくなってしまうことがあります。包皮口が大きければ元にもどるのですが、小さい場合には、もどらなくなることがあるのです。

この状態では、冠状溝のところで亀頭部《きとうぶ》が絞めつけられるため、亀頭部や包皮へ、血液やリンパ液がスムーズにめぐらなくなります。それにより、うっ血したり、むくみが出たりして、ときには痛みもともないます。

放置していると、ますます腫《は》れあがって痛みが激しくなり、最悪の場合は亀頭部が壊死《えし》します。

手でむいた包皮は、48ページを参考にして、必ずもどしておいてください。うまくもどらないときは、泌尿器科《ひにょうきか》で治療を受け、包皮をもどしてもらいましょう。

包皮《ほうひ》をもどさないことが原因の嵌頓包茎《かんとんほうけい》

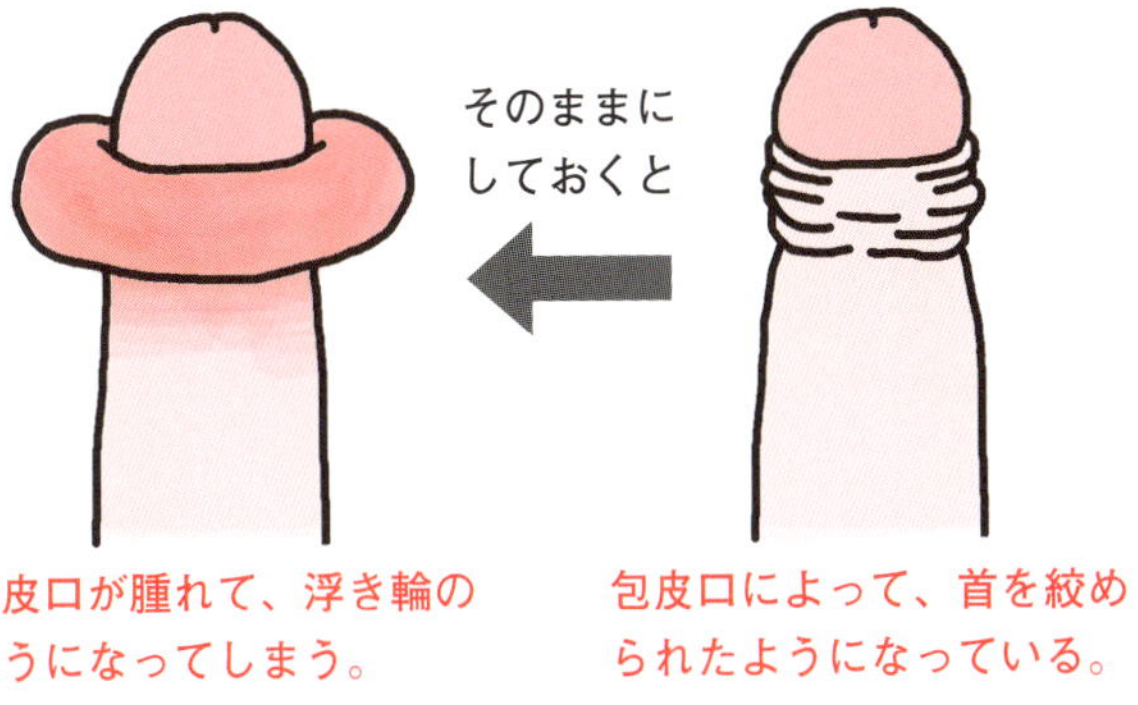
そのままにしておくと
包皮口が腫れて、浮き輪のようになってしまう。
包皮口によって、首を絞められたようになっている。

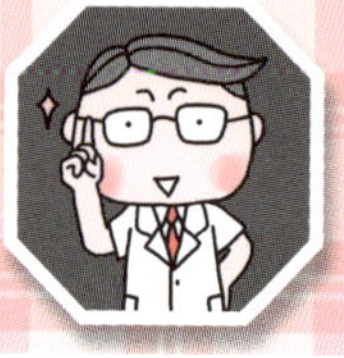

亀《き》頭《とう》包《ほう》皮《ひ》炎《えん》

症　状……オチンチンの先が腫《は》れ、おしっこをするときに痛む。うみが出る。

治療法……抗生物質の軟膏《なんこう》や内服薬。

オチンチンの包皮《ほうひ》と亀頭部《きとうぶ》のすきまでばい菌が繁殖し、炎症が起こる病気です。オチンチンの先が化膿《かのう》し、真っ赤に腫《は》れることもあります。包茎《ほうけい》の男の子で、洗って清潔にしていないと、炎症を起こすので要注意です。

オチンチンの先が腫れていたり、痛がったりしていたら、亀頭包皮炎《きとうほうひえん》を疑って、小児科《しょうにか》や泌尿器科《ひにょうきか》に連れて行きましょう。

病院では、抗生物質の軟膏《なんこう》や内服薬が処方されることがあります。包皮を毎日むいて包皮内を清潔にしていれば、亀頭包皮炎は予防できます。「むきむき体操」をやって、この病気にかからないようにしてあげましょう。

包皮と亀頭部のすきまに、
ばい菌が繁殖する。

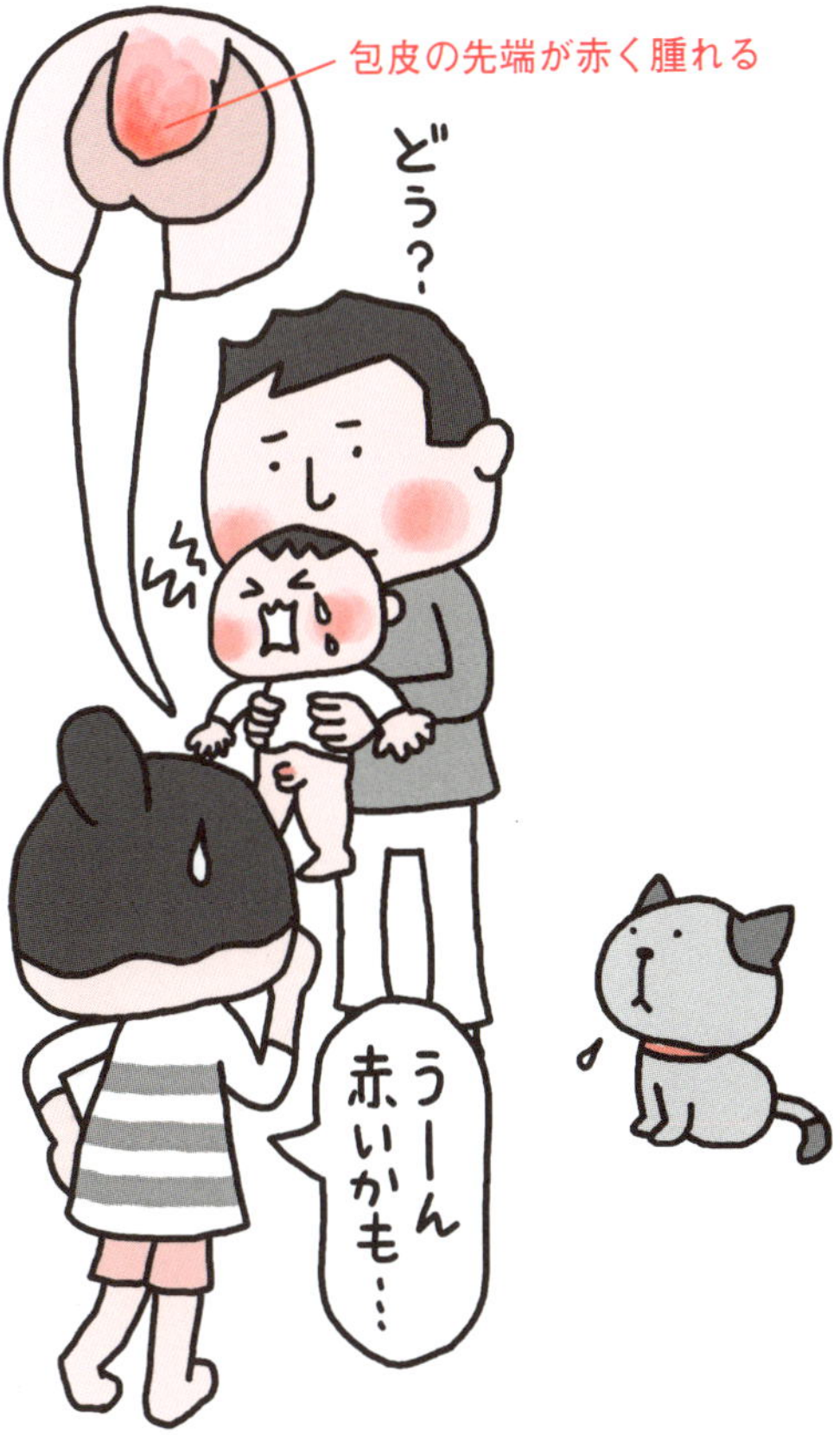
包皮の先端が赤く腫れる
どう？
うーん 赤いかも…

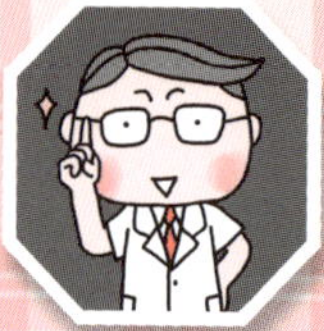

尿路感染症《にょうろかんせんしょう》

症　状……発熱がある。おしっこのときに痛む。おしっこの出が悪い。
治療法……水分の補給と抗生剤の投与。

尿路《にょうろ》とは、腎臓《じんぞう》から尿道《にょうどう》に至る経路、つまり、おしっこの通り道のことで、この尿路のどこかに炎症を起こす病気をまとめて「尿路感染症《にょうろかんせんしょう》」といいます。

子どもの場合、オチンチンから入ったばい菌が繁殖して、膀胱炎《ぼうこうえん》や腎盂腎《じんうじん》炎《えん》を起こすことがあります。日ごろから清潔を心がけ、水分を十分に補給させるだけで、ある程度は尿路感染症を予防することができます。

症状としては、熱が出るとか、おしっこをするときに、ぐずったり痛がったりします。夏場などは、おしっこの量が少なくなるので、いつも以上に水分を与えてください。熱がなかなか下がらなかったり、おしっこの臭いが気になったりした場合は、かかりつけの小《しょう》児《に》科《か》に連れて行ってください。

水分と抗生剤を与えれば、数日でよくなることが多いのですが、治りが悪かったり、何度も繰り返したりするようなら、詳しい検査をしてもらいましょう。包《ほう》皮《ひ》内が清潔にできていなかったり、包皮をむいて採尿《さいにょう》できなかったりすると、尿の検査のときに包皮内の炎症を拾い上げてしまい、尿路感染症を正しく診断できません。正しく診断してもらうためにも「むきむき体操」を続けましょう。

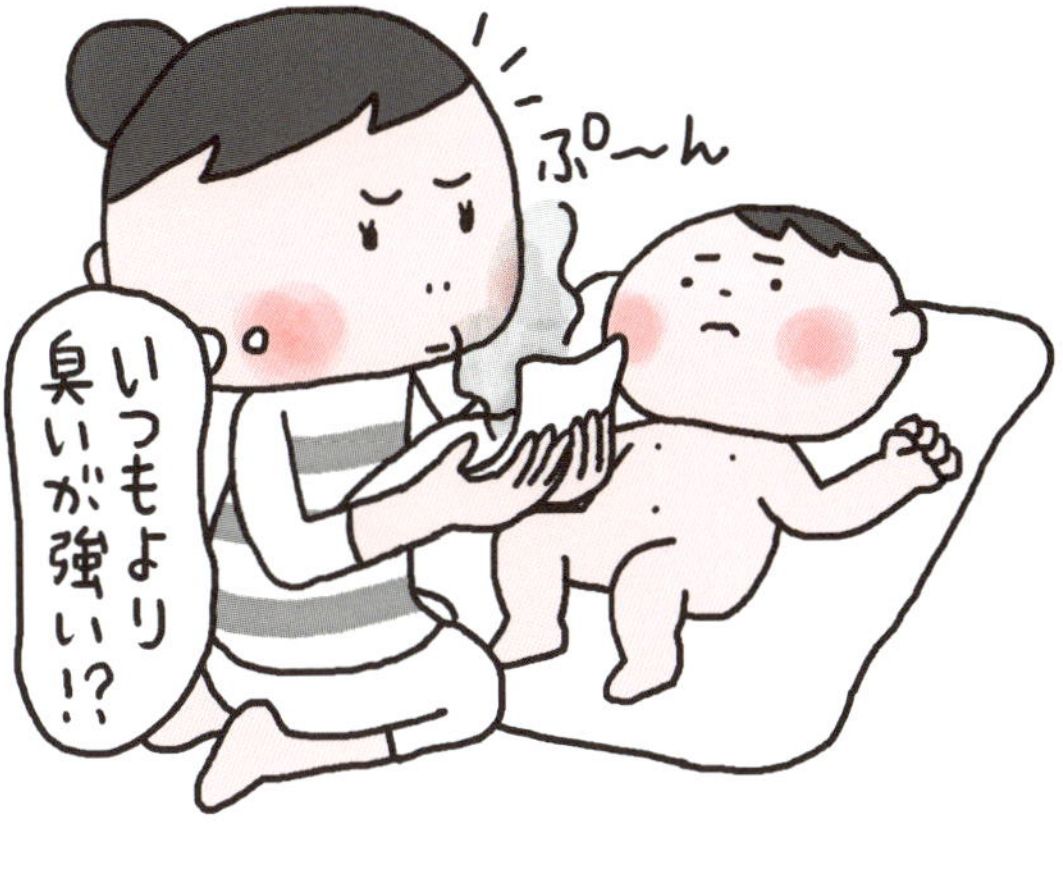

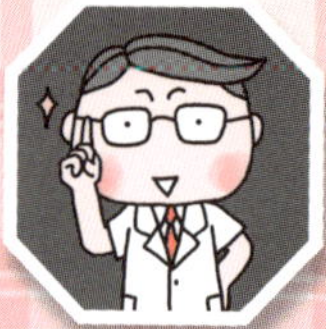

外尿道口嚢腫《がいにょうどうこうのうしゅ》

症　状……外尿道口《がいにょうどうこう》のそばに水ぶくれができる。
治療法……自然に治ることも。嚢腫《のうしゅ》（袋）となっているところを切開する。

オチンチンの外尿道口《がいにょうどうこう》のそばに、ぷっくりとした半透明の水ぶくれができる病気です。「むきむき体操」をして、初めて気づく人が多いのですが、二〜三ミリくらいの大きさがあるので、包皮《ほうひ》を少しむけば見えます。

自然に治ることもあり、心配はいりませんが、気になったり、嚢腫《のうしゅ》がじゃまをして、おしっこがまっすぐ飛ばないといったときは、診察を受けさせましょう。嚢腫（袋）となっている部分を切開することで治る場合が多いのですが、ときどき再発します。再発した場合は、切開したところが再癒着《さいゆちゃく》しないように、袋を切除して再発を予防します。

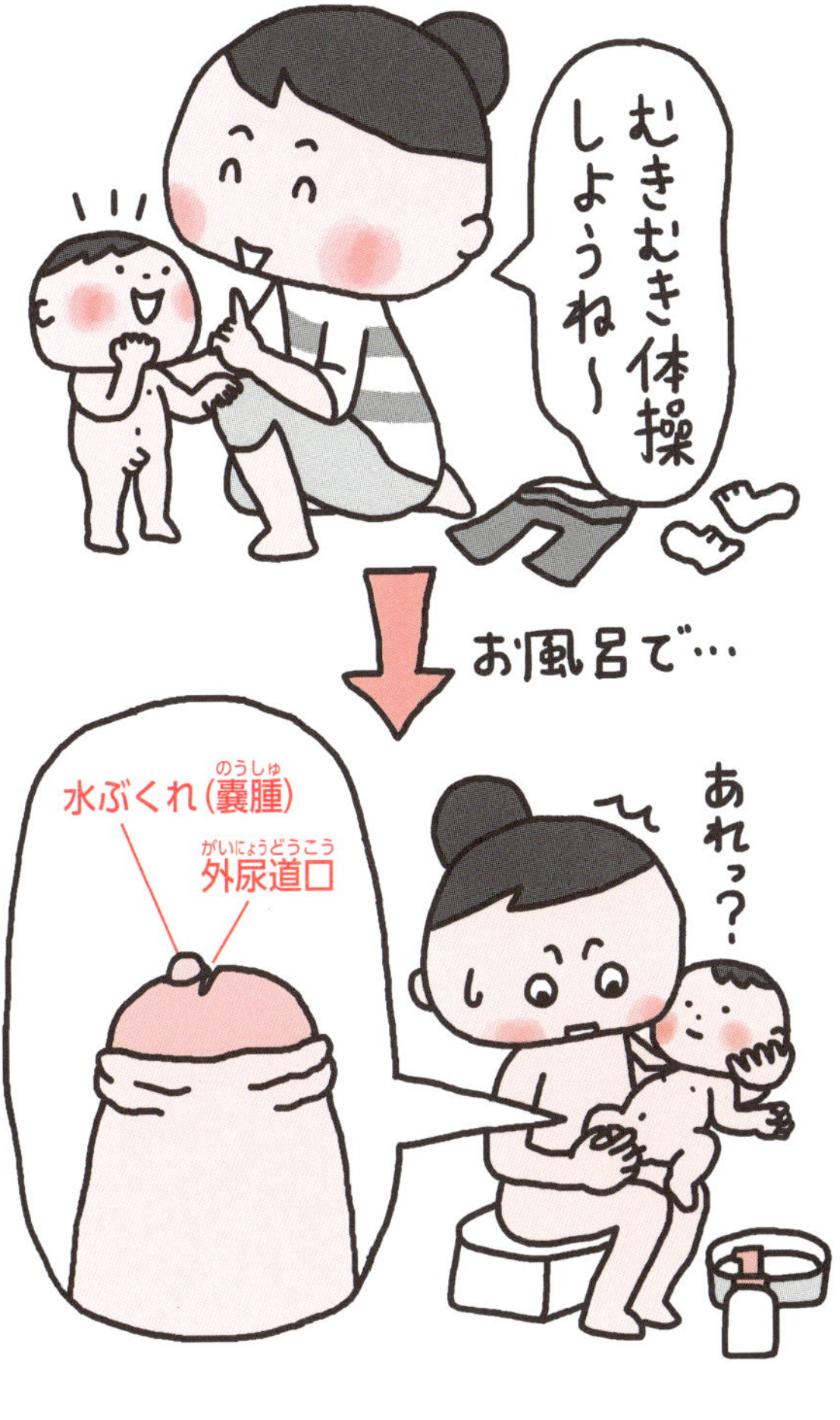
むきむき体操
しようね～
お風呂で…
水ぶくれ（嚢腫《のうしゅ》）
外尿道口《がいにょうどうこう》
あれっ？

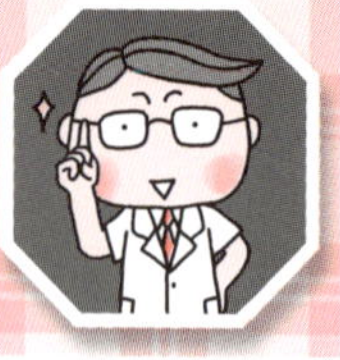

尿道《にょうどう》下《か》裂《れつ》

症　状……おしっこが亀頭部《きとうぶ》の外尿道口《がいにょうどうこう》から出てこない。
治療法……重度の場合は手術をおこなう。

オチンチンの先端には尿《にょう》の出口があります。この出口は外尿道口《がいにょうどうこう》と呼び、通常は閉じた状態で筋や傷口のように見えます。この外尿道口がオチンチンの先端でなく、途中や根元に見られることがあります。これが「尿道《にょうどう》下《か》裂《れつ》」で、先天的なものです。

出口がオチンチンの先端にないため、おしっこを思った方向に出すことができません。おむつをしているときは気づきにくいので、おむつを外《はず》した状態で、おしっこがどこから出ているのかを確認してください。亀頭部《きとうぶ》の先端なのか、オチンチンの途中なのか、しっかり調べましょう。

このままだと、立ったままでのおしっこや性交時に膣《ちつ》内に射精《しゃせい》ができなくなるおそれがあります。程度によっては手術を受ける必要があります。疑いがあるようなら、小児泌尿器科《しょうにひにょうきか》に相談しましょう。

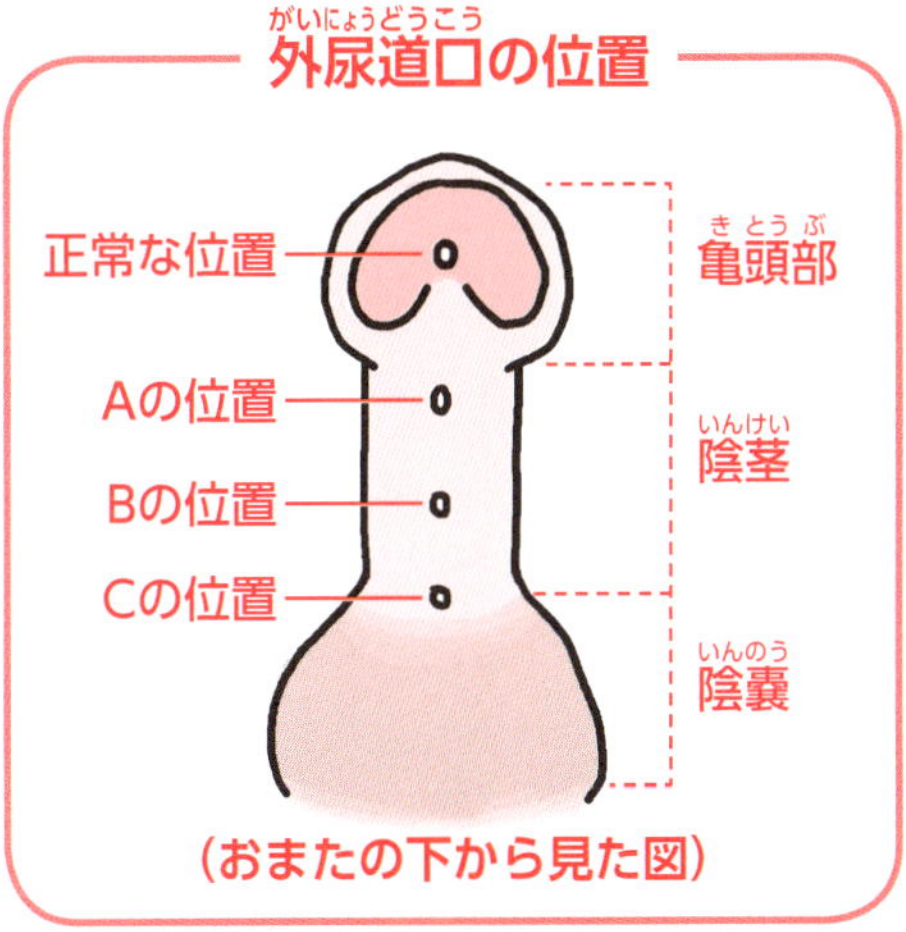
外尿道口《がいにょうどうこう》の位置
正常な位置
Aの位置
Bの位置
Cの位置
亀頭部《きとうぶ》
陰茎《いんけい》
陰嚢《いんのう》
（おまたの下から見た図）

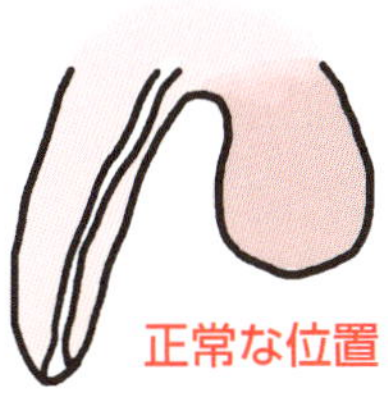
正常な位置

外尿道口《がいにょうどうこう》が陰茎《いんけい》の途中にある

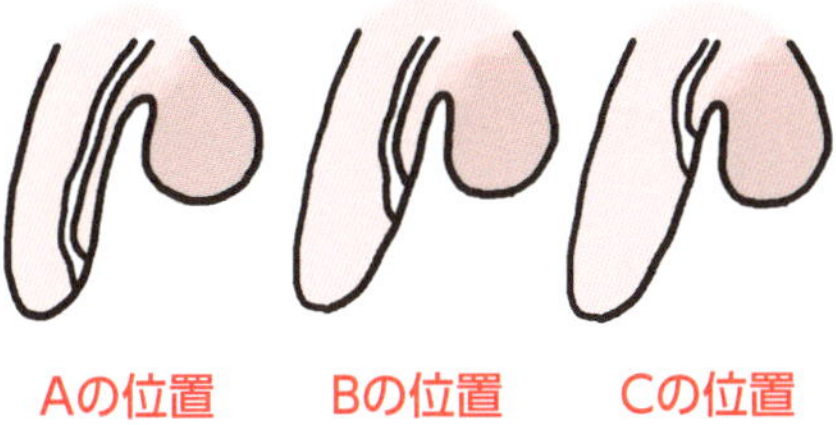
Aの位置
Bの位置
Cの位置

（横から見た図）

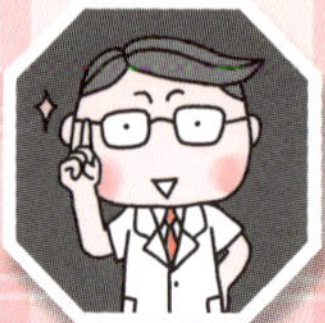

精巣捻転《せいそうねんてん》

症　状……陰嚢《いんのう》を突然激しく痛がる。
治療法……緊急に手術をおこなう。

突然、ときには睡眠中に陰嚢《いんのう》のあたりを痛がったら、まずは精巣捻転《せいそうねんてん》を疑ってみてください。一刻を争う病気です。

精巣捻転は、「精索捻転《せいさくねんてん》」や「睾丸捻転《こうがんねんてん》」などとも呼ばれ、精巣《せいそう》（睾丸《こうがん》）が半回転から二回転ほどねじれることで血管が絞めつけられ、血液が流れなくなる状態です。数時間以内に手術をおこない、ねじれ（捻転《ねんてん》）を解消する必要があります。長時間放っておくと、精巣がだめになってしまい、摘出しなければならなくなります。

思春期になると、精巣が大きく成長するため、ねじれが生じやすくなるともいわれていますが、実際には、乳児でも成人でも起こります。発熱は特になく、外からタマタマを見ても、手で触れてみても、ねじれているかどうかはわかりません。専門家でも診断が難しく、手術して初めて、ねじれが確認されることもあります。

　子どもが突然、タマタマが痛くなったと言ったら、救急車を呼んででも、できるだけ早く手術ができる泌尿器科《ひにょうきか》へ連れて行きましょう。お子さんによっては、「おなかが痛い」とか「おなかの下のほうが痛い」などと言うかもしれません。また、生まれたばかりの新生児の場合、むずかるだけのこともあります。そんなときは、すぐにタマタマをさわって、痛がっていないか確認してください。

精巣捻転《せいそうねんてん》のようす

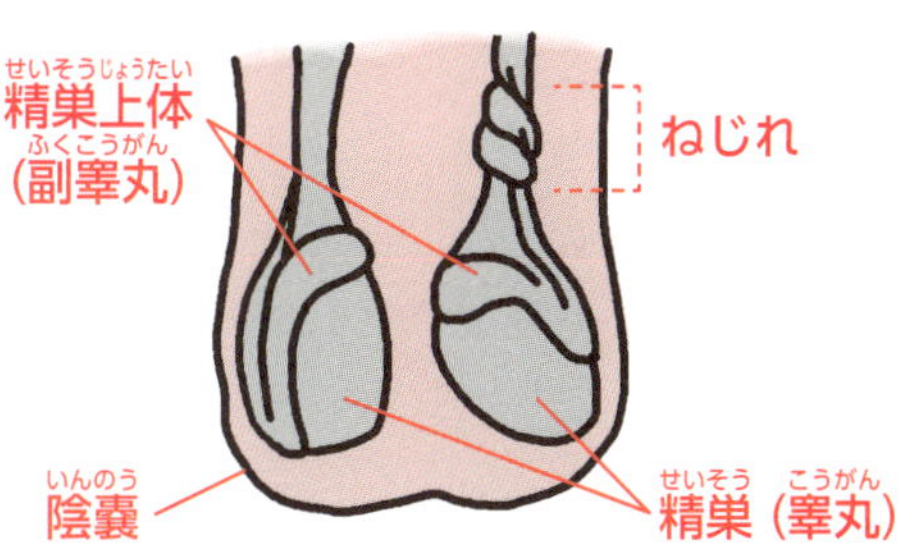

左は正常、右はねじれがある。

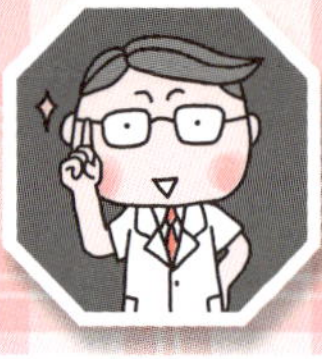

陰嚢水腫《いんのうすいしゅ》

症　状……水がたまって、陰嚢《いんのう》が腫《は》れる。

治療法……自然に治る場合もあるが、手術が必要になることもある。

関連ページ ⇩ p.147

陰嚢《いんのう》の中にある精巣《せいそう》（睾丸《こうがん》）のまわりには水分がたまっています。陰嚢水腫《いんのうすいしゅ》は睾丸水瘤《こうがんすいりゅう》ともいい、陰嚢に入っている水分が多めである状態のことです。タマタマがぷっくりと腫《は》れて見えますが、たまった水が自然に減っていくことがほとんどです。

ただ、陰嚢が腫れる症状は、鼠径《そけい》ヘルニアの疑いもあるので、腫れが見られたら、一度は泌尿器科《ひにょうきか》に相談しましょう。注射器でたまった水を抜く治療や、大きく腫れてじゃまになる場合には手術をすることもあります。

陰嚢《いんのう》の腫《は》れの見分け方

陰嚢《いんのう》の腫《は》れが見られたら、陰嚢水《いんのうすい》腫《しゅ》か鼠径《そけい》ヘルニアが疑われます。その判別を医師が簡便におこなう方法を紹介しましょう。

ペンライトで陰嚢を照らし、赤っぽく透けて見えれば陰嚢水腫です。透けずに、中に何かが入っているように見えれば鼠径ヘルニアの疑いがあります。腸の一部が陰嚢の中に入りこんでいて、光を通さないのです。最近は、エコー（超音波検査）により、もっと正確な診断ができるようになりました。

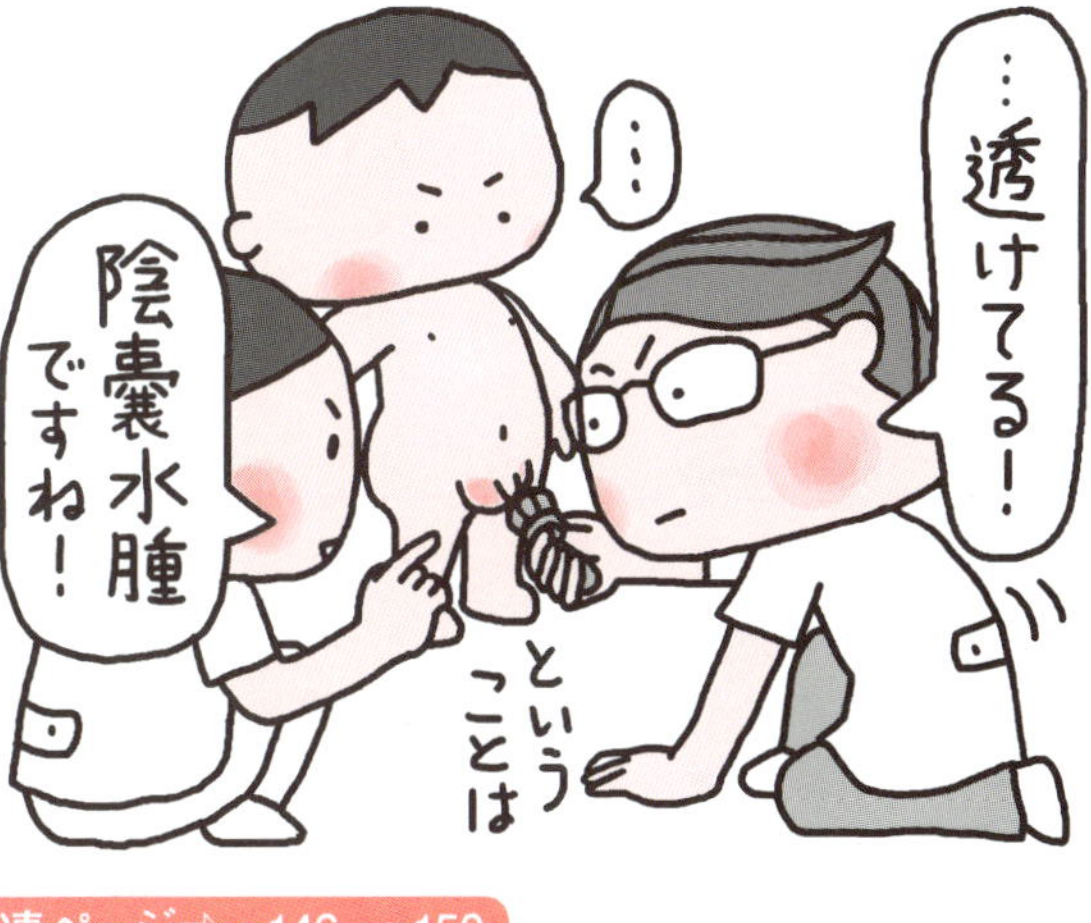

関連ページ⇨p.146、p.150

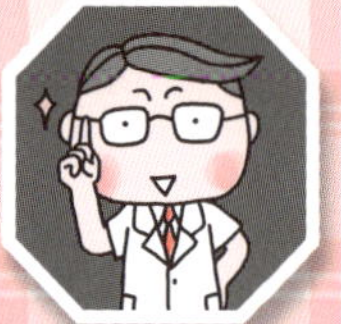

停留精巣《ていりゅうせいそう》・移動精巣《いどうせいそう》

症　状……精巣《せいそう》（睾丸《こうがん》）が陰嚢《いんのう》にない、もしくは、あったりなかったりする。

治療法……一歳をすぎても精巣がおりてこない場合には、手術をおこなうこともある。

関連ページ ⇩ p.28

どちらもタマタマ（精巣《せいそう》・睾丸《こうがん》）がタマタマ袋（陰嚢《いんのう》）におさまっていない状態です。いつも陰嚢の中にタマタマがないのが「停留精巣《ていりゅうせいそう》」、ときどきタマタマが陰嚢の中にないのが「移動精巣《いどうせいそう》」です。

陰嚢を指で軽く押して、内部にコリコリとしたしこりのようなものが確認できないときは、停留精巣か移動精巣の疑いがあります。寒いときは、陰嚢が縮んで、精巣がおなかのほうへ引っこんでいることもあるので、お風呂上がりなどに確認するとよいでしょう。

精巣は自然におりてくることもあるので、一歳未満なら、しばらくようすを見ます。精巣が温度の高い体内にずっとあると、将来、精子《せいし》をつくるさまたげにもなるので、一歳をすぎてもおりてこない場合は手術をします。移動精巣や、停留している精巣の位置によっては、もう少しようすを見ることがあります。

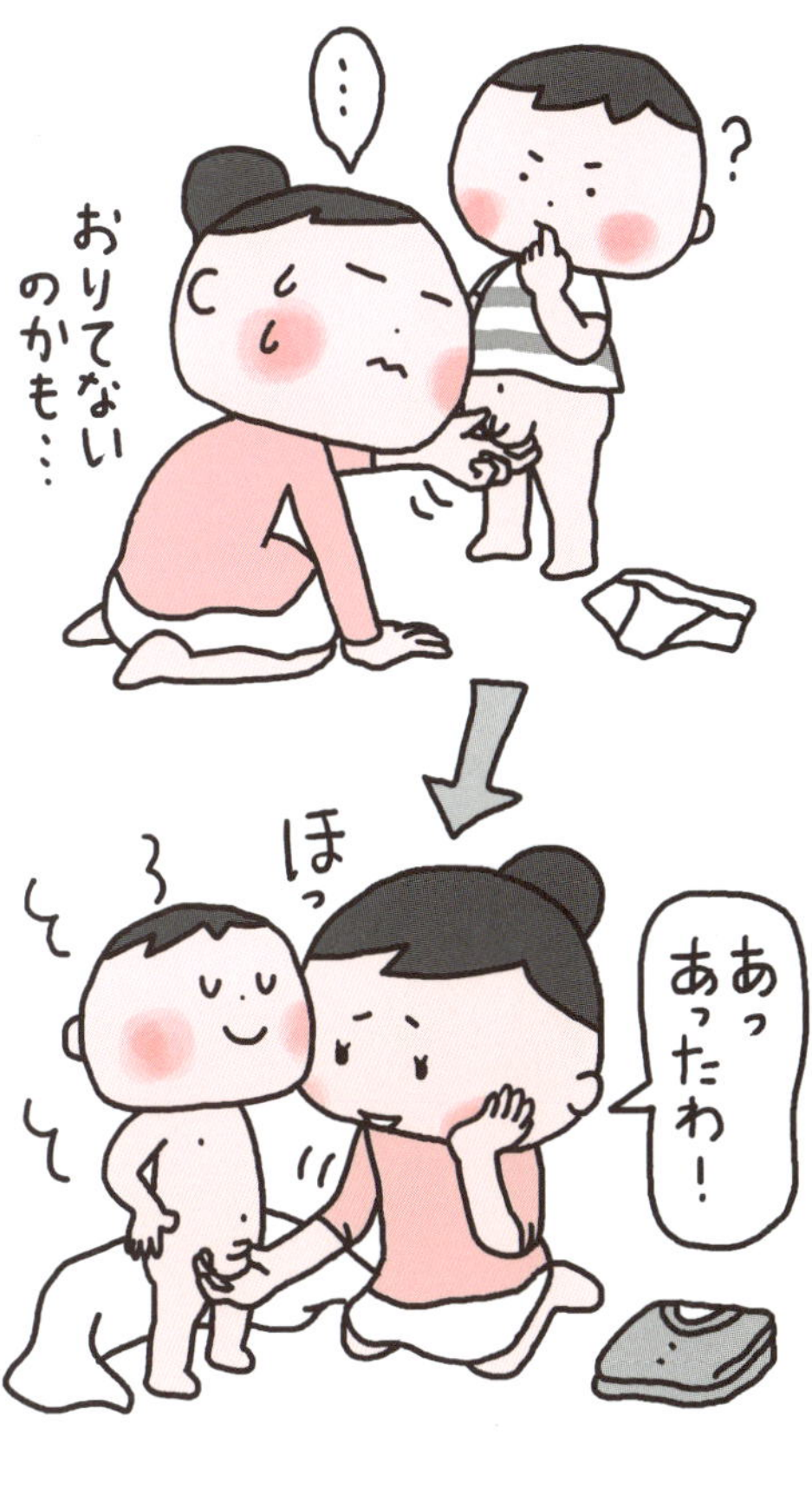

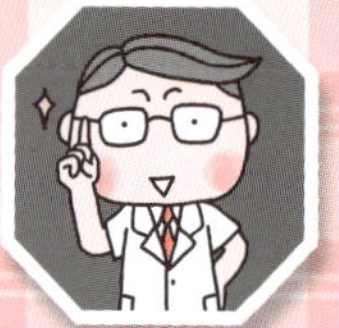

鼠径《そけい》ヘルニア・嵌頓《かんとん》ヘルニア

症　状……太ももの付け根のあたりや、陰嚢《いんのう》がふくらむ。

治療法……診断が確定したら手術をおこなう。

関連ページ
⇩
p.146
p.147

胎児のころ、男の子の精巣《せいそう》（睾丸《こうがん》）は、腎臓《じんぞう》の近くでつくられ、生まれるときに陰嚢《いんのう》へおりてきます。その通り道は、生まれたときは閉じているのですが、まだ完全に閉じていないため、鼠径部《そけいぶ》（足の付け根のあたり）や陰嚢の中に腸の一部がおりて、太ももの付け根や陰嚢がぷくっとふくれることがあります。これが「鼠径《そけい》ヘルニア」です。

たいてい痛みはないのですが、鼠径ヘルニアを疑った場合は早めに外科がある病院に連れて行ってください。痛がったり、嘔吐《おうと》したりした場合は嵌頓《かんとん》ヘルニアの疑いもあるので、ただちに病院へ連れて行きます。

鼠径ヘルニアのうち、腸がもどらなくなってしまったものを「嵌頓ヘルニア」といいます。もどらなくなった腸がねじれてしまうと、腸閉塞《ちょうへいそく》を起こすこともあり、緊急を要します。手術で精巣の通り道をしばり、腸がおりてこないようにします。

なお、嵌頓ヘルニアになっていない場合でも、鼠径ヘルニアが自然に治ることはほぼないので、嵌頓ヘルニアにならないよう、早めに手術をします。

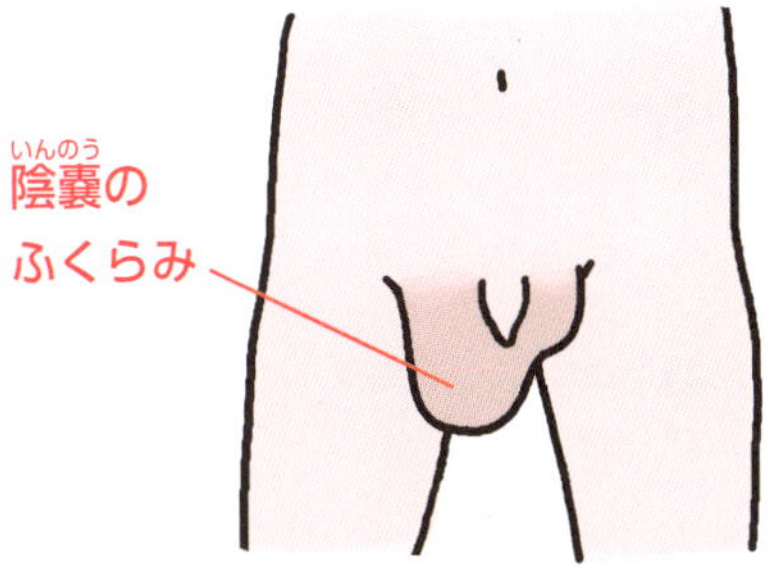

腸の一部が陰嚢の中にまでおりてきている。

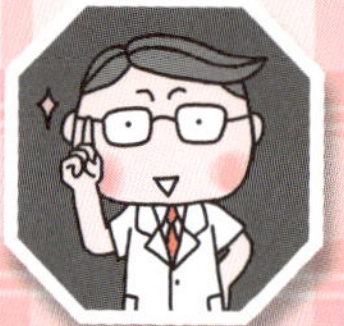

流《りゅう》行《こう》性《せい》耳《じ》下《か》腺《せん》炎《えん》と精《せい》巣《そう》炎《えん》

症　状……咳《せき》と両ほおの腫《は》れ、発熱、頭痛、食欲不振、精巣《せいそう》の腫れなど。

治療法……特効薬はない。解熱や水分補給、患部を冷やす。

流行性耳下腺炎《りゅうこうせいじかせんえん》とは「おたふくかぜ」のことです。だれでもかかるこの病気は、ムンプスウイルスというウイルスに感染して発症します。くしゃみや咳《せき》などによる飛沫感染や、手を触れたりすることによる接触感染でうつるため、保育園や幼稚園、小学校などで流行しやすい病気です。

症状としては、耳の下やあごの下あたりが腫《は》れ、ほおに痛みを感じます。発熱もあり、元気がなくなるので、気づきやすい病気といえます。症状が出たら小児科《しょうにか》に連れて行ってください。法律で学校感染症に指定されているので、発症したら、保育園、幼稚園や学校を休ませなければいけません。

おたふくかぜは、予防接種で予防ができます。日本小児科学会では、一歳をすぎて早めに一回、小学校入学前の一年間でもう一回、接種することを推奨しています。

おたふくかぜだけなら、それほどひどくなることはありません。感染しても発症しない子もいます。でも、合併症を起こすことがあります。ウイルスがほかの部位にも感染し、髄膜炎《ずいまくえん》、脳炎《のうえん》、難聴《なんちょう》、膵炎《すいえん》のほか、男性では精巣《せいそう》炎《えん》（睾丸炎《こうがんえん》）、女性では卵巣炎《らんそうえん》などを併発することがあります。大人になってからかかるおたふくかぜは重症化しやすいので、注意が必要です。

精巣炎になったら、小児科や泌尿器科《ひにょうきか》を受診してください。

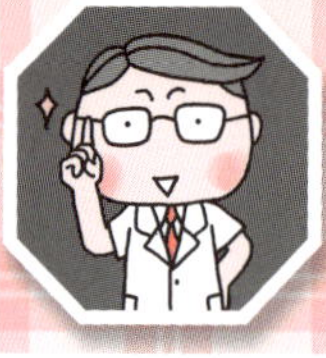

陰嚢湿疹《いんのうしっしん》

症　状……陰嚢《いんのう》の皮膚《ひふ》が炎症を起こす。

治療法……清潔にして、しっかり乾燥させれば治ることが多い。治らない場合は皮膚科か泌尿器科《ひにょうきか》で軟膏《なんこう》を処方してもらう。

陰嚢《いんのう》は、精巣《せいそう》（睾丸《こうがん》）を冷やすために皮膚《ひふ》に多くのしわがあります。おむつをしている子どもは、このしわにおしっこがついたり、陰嚢を洗ったときの石けんが残っていたりして皮膚が炎症を起こし、陰嚢が赤っぽくただれることがあります。これが「陰嚢湿疹《いんのうしっしん》」です。

治療と予防のための原則は清潔と乾燥です。お風呂に入ったら、陰嚢のしわのあいだもきれいに石けんで洗ってから、石けんを確実に洗い流します。お風呂を出たら、しわのあいだも、それこそ天日干しするくらいのつもりで乾燥させます。

それでも治らない場合は、市販のステロイド薬などを安易に使わないで、皮膚科か泌尿器科《ひにょうきか》に連れて行くのがよいでしょう。

一人でおしっこをするようになったら、オチンチンをよく振って、おしっこを残さないようにさせれば、この病気をある程度は防げます。

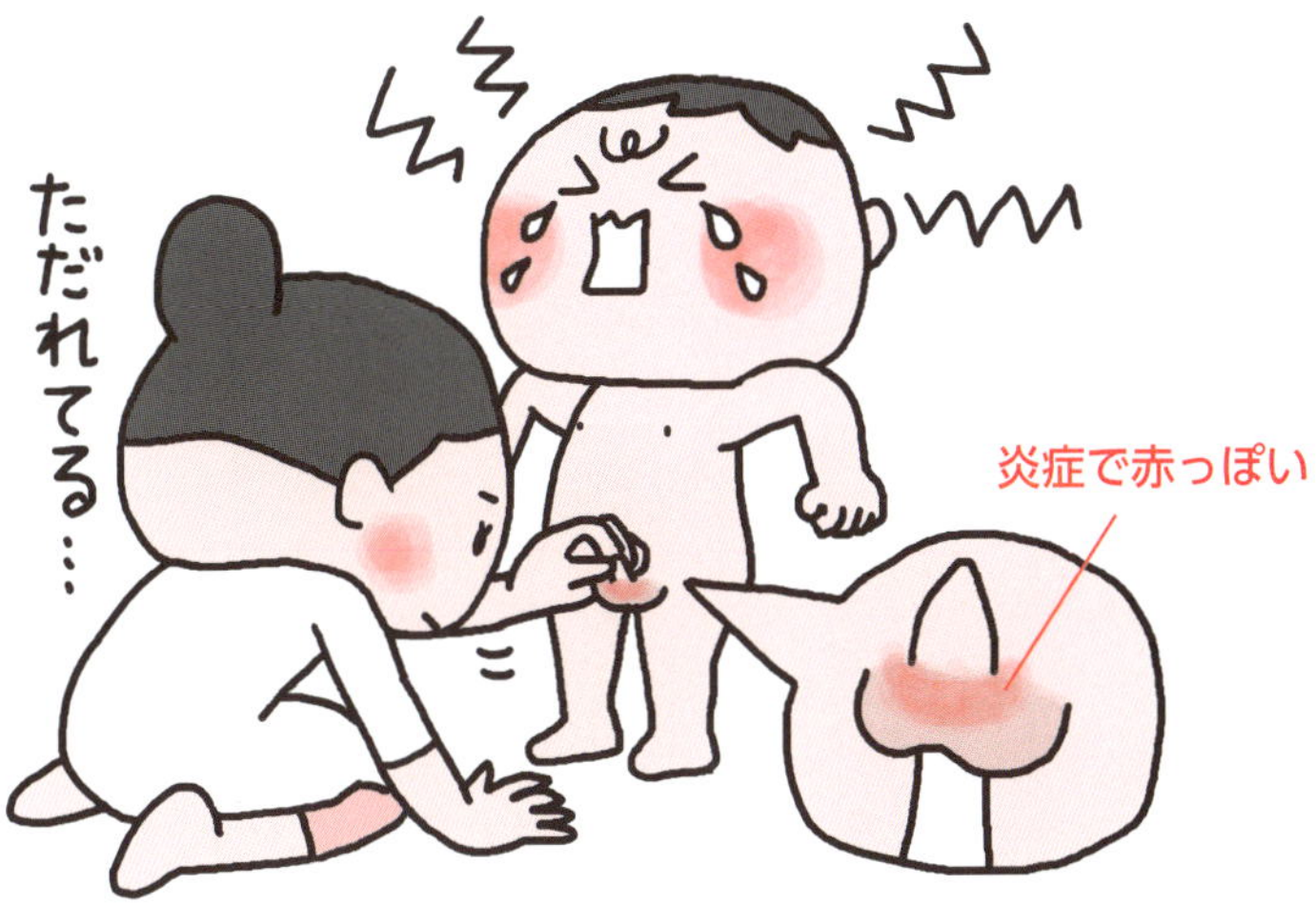

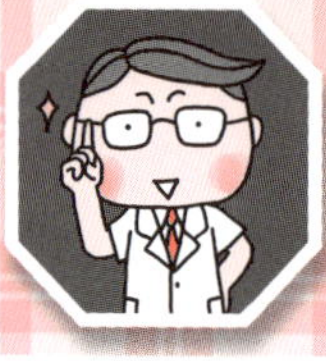

精巣腫瘍《せいそうしゅよう》（精巣《せいそう》のがん）

時　期……多くは思春期以降。まれに小さい子でも。

症　状……精巣《せいそう》（睾丸《こうがん》）が大きくなる。

治療法……手術、放射線治療や化学療法など。

精巣《せいそう》（睾丸《こうがん》）にできる「がん」のことです。ほかの部位に転移する可能性もあり、命にかかわることもある病気です。精巣に悪性の腫瘍《しゅよう》が発生すると、精巣がしだいに大きくなるので、タマタマの左右の大きさが違って見えたり、タマタマをつまんだときに変なしこりを感じたりして気づくことがあります。ただ、ある程度まで大きくならないと気づきにくいことが多いです。

タマタマの大きさやかたさが変だと感じたら、泌尿器科《ひにょうきか》に相談しましょう。腫瘍の種類や進行具合にもよりますが、手術に加え、放射線治療や抗がん剤を使った化学療法などがおこなわれ、進行している人でも治る場合も多くなっています。

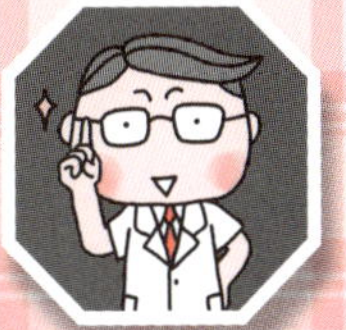

脱水症《だっすいしょう》

時期……体内の水分割合の高い乳幼児期に多い。
症状……尿《にょう》の量・回数が少ない、肌《はだ》に張りがない、目のくぼみ、脈が速いなど。
治療法……水やジュースなどの飲み物を与える。

体内に取りこむ水分よりも、出ていく水分のほうが多くなり、その変化に体がついていけないことによって起こります。夏場は要注意です。

おしっこが半日以上出ていないとか、肌《はだ》がかさかさして張りがない、目がくぼんでいるなどの症状で気づくことがあります。このような症状は、下痢《げり》や嘔吐《おうと》でたくさんの水分が失われることによって起こることもあります。

脱水症《だっすいしょう》が疑われたら、すぐに飲み物を与えてください。意識がないとか、けいれんを起こしているようなら、一刻も早く救急車を呼んでください。

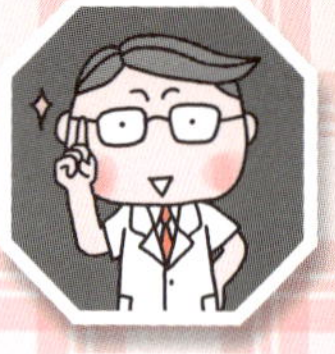

血尿《けつにょう》や変わった色のおしっこ

関連ページ
⇩
p.138

おしっこ（尿《にょう》）は、健康状態のバロメーターです。気をつけたい変化は、色、臭い、回数、量などです。普段から注意していると、変化に気づきやすいでしょう。また、おしっこをするときに痛がっていないか、尿に石のようなものが混じっていないか、よく確認してください。

おしっこの色の濃さは一日の中でも変化しますが、赤いとか、コーヒーのような色をしていたら、血尿《けつにょう》のおそれがあります。鼻をつくような強烈な臭いがある、透明感がなくにごっている、量や回数が極端に少ないなどの尿の異変や、顔にむくみがある、喉《のど》のかわきを強く訴えるなどの症状を確認したら、かかりつけの小児科《しょうにか》の医師に診てもらいましょう。その際のおしっこの検査では、包皮《ほうひ》をむいて採尿《さいにょう》するほうが正確に結果が出るので、日ごろから包皮をむけるようにしておきましょう。

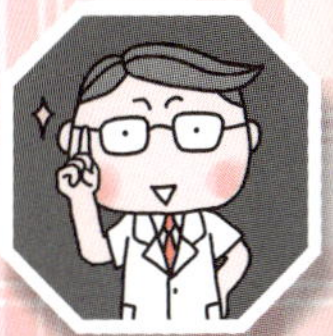

オチンチンとタマタマのケガ

元気な男の子は、公園の遊具で遊んでいて、オチンチンやタマタマをケガすることがあります。

オチンチンやタマタマを何かにぶつけたり、蹴られたりしたときには、パンツを脱がして、色と腫《は》れと傷に注意します。タマタマ袋の裏側もしっかり見てください。

特に変化がないようなら、冷たいタオルで冷やして安静にさせます。タマタマ袋が赤黒っぽく腫れていたら、内出血や精巣破裂《せいそうはれつ》の疑いがあるので、すぐに泌尿器科《ひにょうきか》のある病院へ連れて行く必要があります。

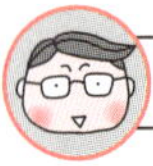

岩室紳也（いわむろ しんや）

ヘルスプロモーション推進センター〔オフィスいわむろ〕代表
厚木市立病院泌尿器科
聖マリアンナ医科大学非常勤講師
【所属学会等】日本泌尿器科学会、日本小児泌尿器科学会、日本思春期学会、日本性感染症学会、日本エイズ学会、日本公衆衛生学会など
【著書】『イマドキ男子をタフに育てる本』（日本評論社）、『男の子が大人になるとき』（少年写真新聞社）、『OCHINCHIN』（日本家族計画協会）、『思春期の性』（大修館書店）、『エイズ』（大修館書店）など
ホームページ http://iwamuro.jp/

編集・DTP ONESTEP
デザイン チャダル108
イラスト 今井久恵

ママもパパも知っておきたい
よくわかるオチンチンの話

初版発行 2013年9月 第5刷発行 2020年2月

監　修 岩室紳也
発行所 株式会社 金の星社
〒111-0056 東京都台東区小島1-4-3
電話 03-3861-1861（代表）
FAX 03-3861-1507
振替 00100-0-64678
ホームページ http://www.kinnohoshi.co.jp

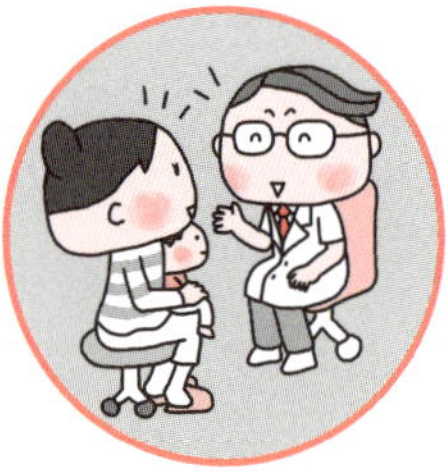

印　刷 広研印刷株式会社
製　本 東京美術紙工

NDC375 160p. 19cm ISBN978-4-323-07269-2